HEYNE <

Impressum

2. Auflage

Originalausgabe 02/2007

www.heyne.de

Redaktion: Christoph Taschner
Layout: Katharina Schweissguth, München
Coverdesign: Martina Eisele, Grafik-Design, München
unter Verwendung eines Fotos von Foodcollection/Stockfood
Satz und Lithos: Buch-Werkstatt GmbH, Bad Aibling
Druck und Verarbeitung: OAN, Zwenkau

Printed in Germany

Gedruckt auf chlor- und säurefreiem Papier.

ISBN: 978-3-453-66021-2

Bildnachweis:

all over: 40, 143; Boxler, Frank: 8, 35, 48, 126, 156, 158, 160, 161, 162, 166, 167, 168, 169, 170, 171, 172, 173, 174, 178, 186, 190; Buch-Werkstatt GmbH: 64, 66, 72, 114, 138, 150, 193; Corbis Images: 10, 32, 86, 122; dpa: 127; Eye wire: 184; illuscope: 28, 47, 58, 90, 117, 129, 131, 133, 140, 148, 152; Kravarik, Igor: 20, 21, 22; Mauritius: 30, 50, 82, 176; photodisc: 18, 49, 177, 180; Plewinski, Antje: 55, 68, 115, 149, 191, 192, 196, 199, 200, 201, 205; Schedler, Wolfgang: 154; Silvestris: 23, 38; StockFood: 112; Südwest: 198; Superbild: 104, 120, 136, 182; Tony Stone (Sean Murphy): 151; Ullstein Bild: 12, 42, 100; Vogel, Norbert: 16, 52, 54, 60, 63, 65, 71, 91, 123.

dr. ulrich
strunz

die forever young diät

- bild-zeitung: »die beste diät der welt«
- fit ohne fett mit eiweiß & co.
- so aktivieren sie ihre schlankheitshormone

HEYNE

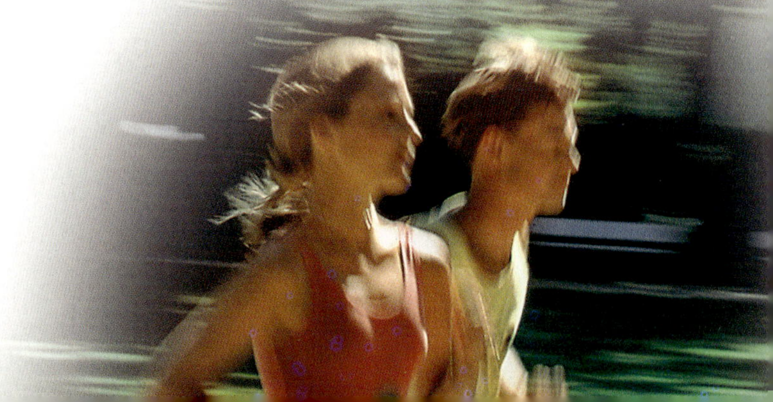

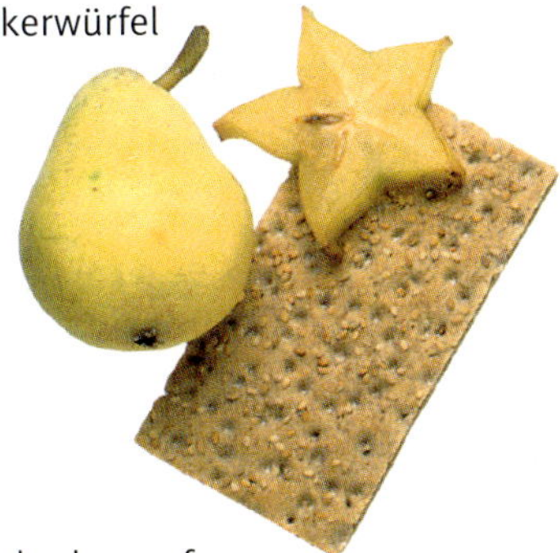

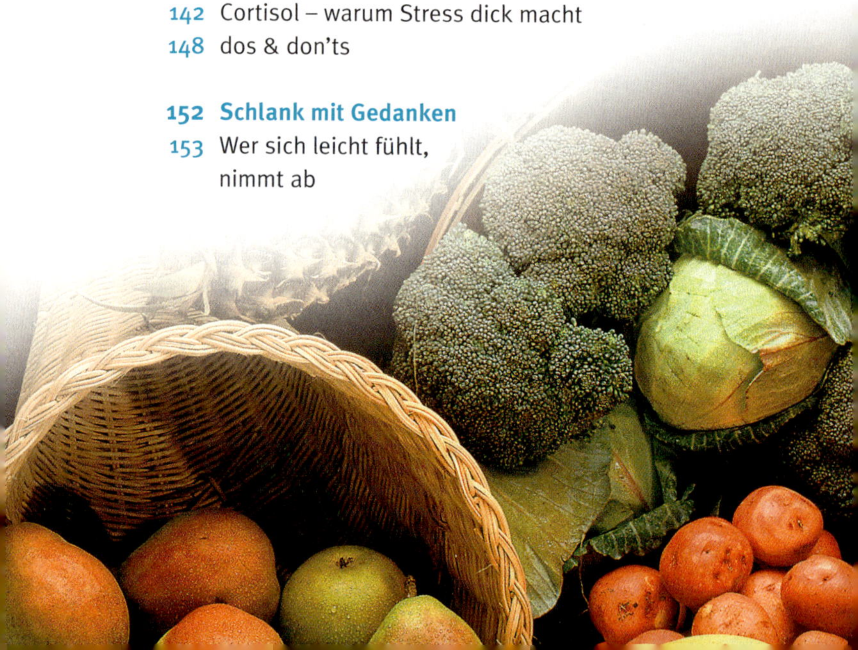

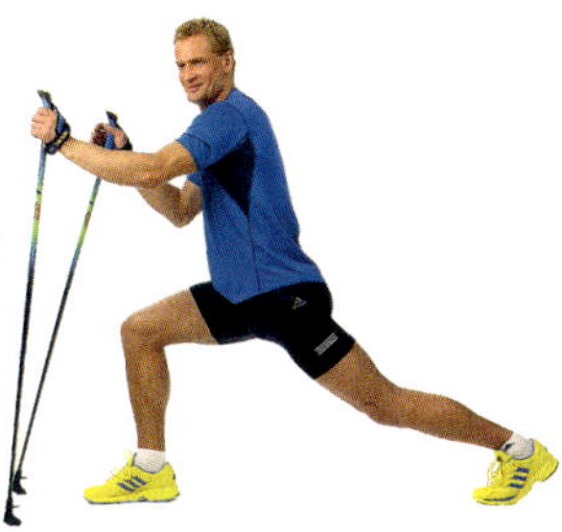

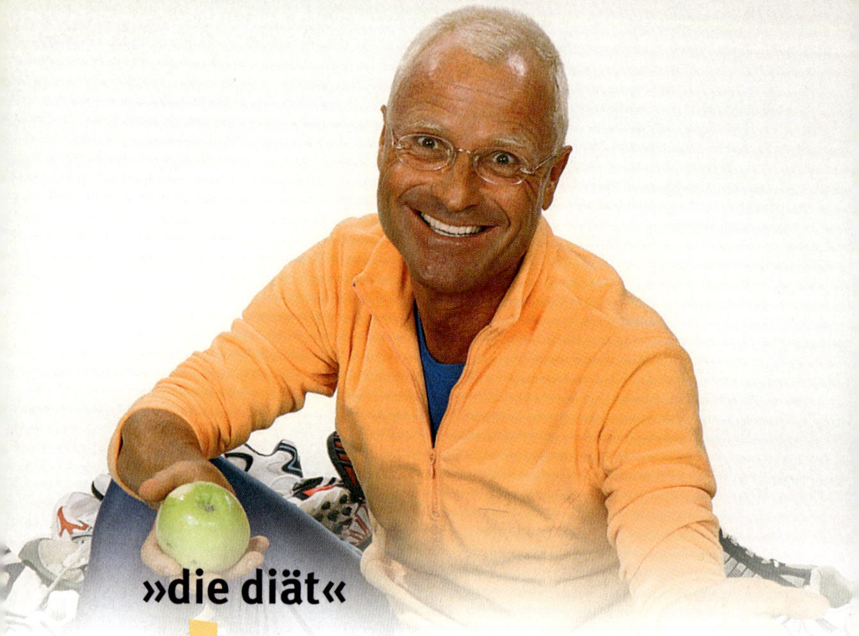

»die diät«

Dieses Taschenbuch birgt das Konzentrat meines Bestsellers »die Diät«. Neue Forschungsergebnisse, Geschichten aus dem Leben, Rezepte und Tricks, die Ihnen helfen sollen, das in den Griff zu bekommen, was Sie momentan am meisten belastet: Ihr Gewicht. Wie das geht? Ganz einfach, indem Sie in Ihrem Körper die Hormone locken, die Sie schlank machen, gesund – und gut gelaunt. Wie? Das sei hier kurz zusammengefasst:

Werden Sie zum bewegten Menschen

Das Nordic-Walking-Programm ist so aufgebaut, dass jeder, wirklich jeder, sofort loslegen kann. Und auch wenn Sie schon lange keinen Sport mehr getrieben haben, werden Sie binnen 12 Wochen zum bewegten Menschen. Und können, wenn Sie wollen, auch loslaufen. Sie können mit oder ohne Stöcke laufen. Aber: Das Walken mit Nordic-Stöcken bezieht den Oberkörper mit ein. 90 Prozent Ihrer Muskeln verbrennen Fett. Man kann richtig zusehen, wie Butterpäckchen von der Hüfte schmelzen.

Das Acht-Minuten-Miniworkout können auch alle machen, die nur wenig Zeit haben. Täglich nur wenige Minuten mit cleveren Übungen locken Powerhormone und bauen Muskeln auf, die Fett verbrennen.

Denken Sie sich schlank ...

Stress macht dick. Lernen Sie sich 100-prozentig zu entspannen – mit dem Zwei-Minuten-Reflextiefschlaf. Und nutzen Sie die Technik der Visualisation, die Ihnen hilft, sich fröhlich und leicht zu fühlen.

... und essen Sie sich schlank

Vital-Fatburning: Sie verlieren mit Nordic-Walking, Reineiweiß, Obst und Gemüse eine Woche lang jeden Tag bis zu einem Kilo. Das motiviert. Dann machen Sie mit Intervalldiät weiter. Einen Tag essen Sie wie gewohnt – allerdings gesund, mit den Anregungen und den Jeden-Tag-Rezepten aus diesem Buch. Und am nächsten Tag machen Sie Vital-Fatburning. Ab der zweiten Woche halten Sie also Ihren Körper mit einem einfachen wirkungsvollen Trick davon ab, den Stoffwechsel zu drosseln: Heute genug, morgen wenig Kalorien. Es kommt nicht zum Jo-Jo-Effekt – dem gewichtigen Phänomen, das sich nach den meisten Diäten einstellt. Das Ziel: Sie lernen so viel, Sie spüren so viel, dass Sie sich ganz von selbst umstellen auf eine gesunde, fröhliche Lebensweise. Sie verlieren mit dem Wissen, das Sie sich aus diesem Buch aneignen, noch mehr Gewicht – oder halten es. Viel Spaß

Lächelnd

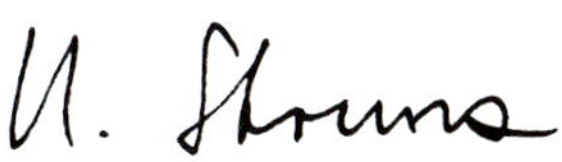

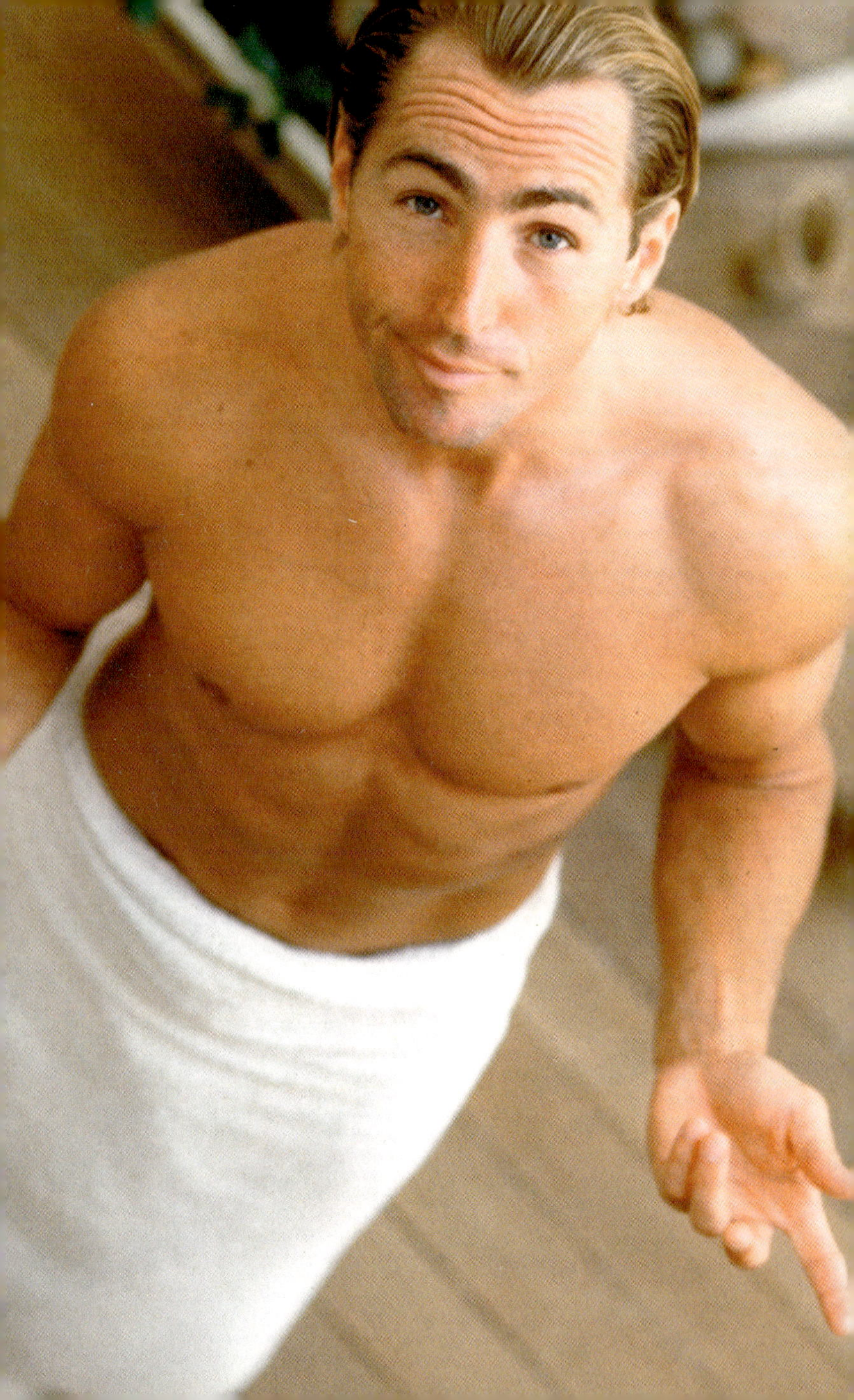

das XXXL-problem

– und wie man es lösen kann

Was in »die diät« alles steht.

Warum in Deutschland nur Schaufensterpuppen schlanker werden.

Weshalb Hormone Ihr Schicksal dick oder dünn bestimmen.

Wie ein Arzt misst, warum man gar nicht abnehmen kann.

Was über dicke Menschen im Blut steht.

Und warum Abnehmen nicht »weniger«, sondern »mehr« heißt.

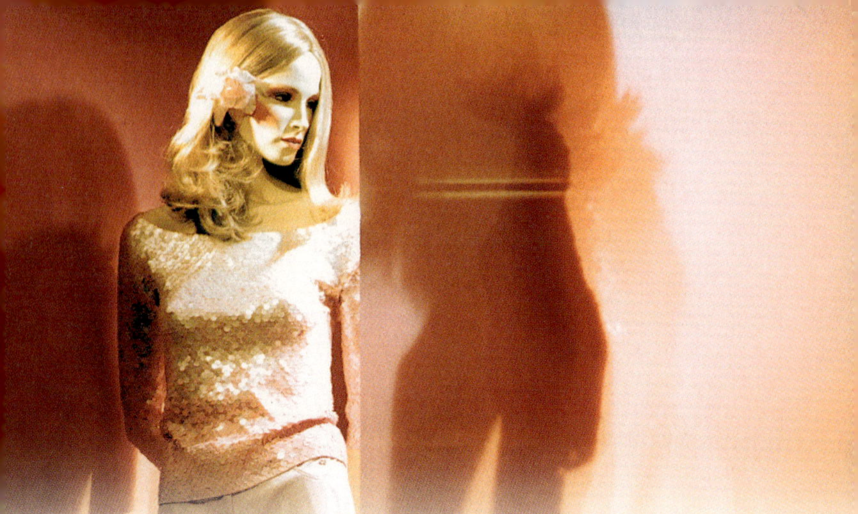

Die XXXL-Gesundheitskrise

Wenn es um das Gewicht der Nation geht, gibt es nur eine gute Nachricht: Schaufensterpuppen haben im letzten halben Jahrhundert zehn Zentimeter um die Taille verloren. Nur wir waren noch nie so dick wie heute: trotz Schlankpillen der Pharmaindustrie, trotz Light-Produkten der Nahrungsmittelindustrie, trotz Vier-Milliarden-Investitionen in Mittelchen der pfundig florierenden Diätindustrie. Wir sind nicht weit entfernt von der, wie eine US-Psychologin sarkastisch sagt, »fettesten Gesellschaft, die jemals auf der Erde existiert hat«. Ein schlechter Witz – wenn es nicht so ernst wäre. Vor ein paar Jahren titelte das bekannte seriöse Time-Magazin: »Fat Shock, Europe's Jumbo-Size Health Crisis.« Fettschock. Europas XXXL-Gesundheitskrise. Die Fakten: 100 Milliarden zahlen die Krankenkassen jedes Jahr bei uns für ernährungsabhängige Krankheiten. 44 Millionen Deutsche haben Übergewicht, 15,6 Millonen krankhafte 30 und mehr Kilo zu viel. Eins von fünf Kindern wird ob seiner Wabbelmassen in der Schule gehänselt. Das Kind ist nicht schuld. Muss aber leiden. Folgen des Übergewichtes: Kontaktprobleme, Minderwertigkeitsgefühle, Depressionen, Stoffwechselstörungen, Herz-Kreislauf-Erkrankungen, Hüftgelenksschäden. Und diese Kinder werden dann in eine der 40 deutschen Kinder-Abspeckkliniken gesteckt. Dort lernen sie was? Herumtoben und Obst essen.

Was ist los im Schlaraffenland?

Ganz einfach: Uns ernährt die Industrie – und wir bekommen den Hintern nicht hoch. Und deswegen werden wir immer dicker. Auf dem Teller liegen vitalstoffleerer Naturmüll oder Nahrungsmittel aus der Fabrik, die unsere Gene nicht kennen. Und von Lebensmitteln kann man auch nur noch selten sprechen. Denn der liebe Gott hat an alles gedacht, nur nicht daran, dass es einmal Lebewesen gibt, die einen Apfel pflücken und ihn dann sechs Wochen liegen lassen.

Wir beißen kraftvoll in gefärbtes Styropor. Nährstoffmangel im Kalorienüberfluss lässt unsere Hormone denken: Oh, das ist doch so etwas wie eine Hungersituation! Die Hormone spielen verrückt und horten Fett in den Fettzellen. Gleichzeitig schrauben sie auch die Lust auf Bewegung runter, weil in unseren Genen steht: In Hungerzeiten muss man mit seinen Kalorien sparsam haushalten. Was für eine Zwickmühle. Dick im Sessel gefangen! Und in dieser Zwickmühle kann man stecken bleiben – oder man hievt sich mit ein bisschen Willen, Lust am Genießen und Freude am Leben wieder raus. Es ist soooo einfach.

Was ist »normal« in Deutschland?

Tatsache ist: Wir Deutschen nehmen an Gewicht zu. Werden immer dicker. Schon über die Hälfte von uns hat es erwischt. Dass Zucker dick macht, haben wir gelernt. Dass Kinder an Altersdiabetes leiden, können Sie in der Bildzeitung nachlesen. Altersdiabetes ist eine höfliche Umschreibung von »zu dick«. Zu viel Zucker versiegelt die Fettzellen unserer Kinder.

Eiweiß macht schlank. 1995 sagte Professor Ditschuneit, der Altvater der Nulldiät: »Reineiweiß und Vitamine sind die intelligenteste Form der Nulldiät.« Reineiweiß ist potenzierte Nulldiät. Denn das Eiweiß selbst wird nicht abgelagert, nicht in Fett umgewandelt, macht nicht dick. Im Gegenteil: Reineiweiß zehrt. Verbraucht gehortete Kalorien (mehr dazu ab Seite 82), verbraucht Fett.

Fazit: Zucker macht dick. Eiweiß macht schlank. Das finden Sie – und das ist der Witz – heute auf jedem Laborbogen wunderschön widergespiegelt. Wenn Sie zur Blutabnahme zum Hausarzt gehen, misst der Ihnen auch den Zuckergehalt im Blut, auch den Eiweißspiegel. Das gehört dazu. Und für beide Werte gibt es Normalbereiche.

Wir werden immer dicker, Ärzte nennen das normal

Wussten Sie, dass vor 20 Jahren in Deutschland andere Normalbereiche existierten. Wussten Sie nicht? Die Normalbereiche sind gewandert. Tja, was ist normal? Normal ist der Durchschnitt der Bevölkerung. Der Durchschnittswert des täglich abgelieferten Blutes in den Großlabors bestimmt den heutigen Normalbereich. Und vor 20 Jahren war der Durchschnitt ein anderer.

Vor 20 Jahren galt für Eiweiß 6,6 bis 8,7 Gramm/Deziliter Blut als normal. Und heute gilt zum Beispiel 6,0 bis 8,2 oder – in einem anderen Labor – 6,5 bis 8,4. Der Normalbereich für Eiweiß ist heute also tiefer.

Und für Zucker? Früher war 100 Milligramm/Deziliter Blut die Obergrenze. Vor 20 Jahren. Dann wurde 105 als Obergrenze erlaubt. Derzeit gilt 116 noch als normale Obergrenze. Und die WHO (Weltgesundheitsorganisation) führte 125 als normale Obergrenze ein. Merken Sie was? Der Durchschnitt der Bevölkerung hat immer höhere Zuckerspiegel. Ist immer kränker geworden. Und das nimmt man einfach so hin. Das bezeichnet man heute als normal. Haben Sie verstanden? Der fett machende Zucker wird in immer höherer Dosis erlaubt. Weil's halt so ist. Und das schlank machende Eiweiß wird in immer geringerer Menge als normal bezeichnet. Weil's halt so ist. Wir werden immer dicker. Und Ärzte nennen das normal.

Das nenne ich Drohmedizin. Mag ich nicht mehr. Ich mag Frohmedizin. Frohmedizin beschäftigt sich mit dem Sollzustand. Mit einer Vision. Mit einem Traum. Mit fröhlichen, schlanken, fitten Menschen. Die einen tiefen Zuckerspiegel und einen hohen Eiweißspiegel haben.

••• nachschlag

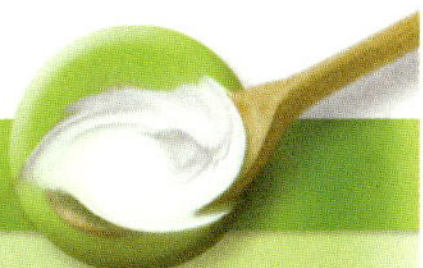

Blut-Tuning erfüllt viele Wünsche

Als Arzt, der sich um Idealwerte kümmert, erhält man auch frohe Botschaften: Am 28.8. war eine 35-jährige Frau bei mir in der Praxis. Sie wog 89 Kilo, hatte 48 Prozent Fett. Zwei Monate später rief sie an: »Gewicht runter, 74 Kilo. Fett runter, 32 Prozent. Das verdanke ich Ihrem Blut-Tuning.« Und den Grund ihres Anrufes auch: Nach fünf vergeblichen Jahren mit vielen Ärzten sei sie nun in der fünften Woche schwanger.

Dick heißt: zu wenig Obst und Eiweiß

Dicke Leute sehen sich immer als zu dick, als zu viel. Das Gegenteil ist richtig: Wenn ich einen dicken Menschen sehe, denke ich »zu wenig«. Dem fehlt etwas. Er hat zu wenig … darum ist er zu dick.

Ein dicker Mensch hat zu wenig Vitalstoffe, also Vitamine, Mineralien, Spurenelemente, die ihrerseits unbedingt notwendig sind, um Verbrennungsprozesse zu entfachen und zu unterhalten. Vitalstoffe, die als Katalysatoren wirken, damit überhaupt abgenommen werden kann. Ein dicker Mensch zündet in meinem Gehirn sofort den Gedanken »zu wenig Obst«. Er hat viele Jahre viel zu wenig Obst und Gemüse gegessen. Das muss so sein. Denn mit genügend Obst und Gemüse hätte er Vitalstoffe und daher gar nicht zunehmen können. Natürlich auch, weil Obst und Gemüse den Magen füllen. Da passt dann plötzlich kein Schweinebraten mehr drauf. Ein ziemlich genialer Trick, wenn Sie kurz einmal nachdenken.

Dicke Menschen haben zu wenig Eiweiß. Zu wenig Aminosäuren. Zu wenig Hüttenkäse, Hähnchenbrust oder Fisch. Zu wenig der Bausteine, welche die Turbostoffe zum Fettabbau erzeugen. Welche die Fett abbauenden Hormone, wie das Wachstumshormon, produzieren. Diese Turbostoffe werden nämlich aus Aminosäuren, aus Eiweiß gemacht.

Wie kriegt man sein Fett weg?

Die schlechte Nachricht: Sein Fett kriegt man in jedem Fall nicht leicht weg, nicht mit einer Wunderpille. Denn die Möglichkeit, Fett zu horten, hat uns über Jahrmillionen das Überleben gesichert. Das Energiesäckchen um Hüfte und Bauch ließ unsere Ahnen karge Winter überstehen und Hungersnöte. Leider gilt noch heute: Was der Körper einmal hat, gibt er nicht so gern wieder her. Die gute Nachricht: Es geht. Und das weiß ich aus der Presse: Der Modezar Karl Lagerfeld nahm 84 Pfund ab – in einem Jahr. Mutierte vom Kugelblitz zum zufriede-

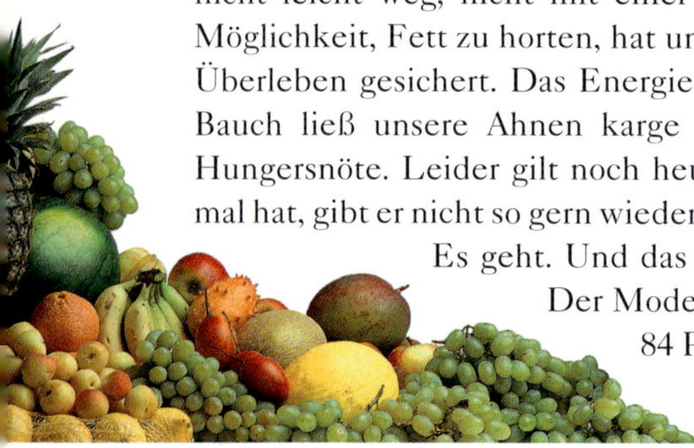

nen 60-Kilo-Strichmännchen. Infineon-Chef Ulrich Schumacher trennte sich von 25 Kilo. Und die erfolgreichste Schlankheitskur absolvierte Rosalie Bradford. Sie wog 1987 satte 476 Kilo. Und 1992 nur noch 142 Kilo. Sie nahm 334 Kilo ab. Also, es geht. Ich weiß es auch von Hunderten meiner Seminarteilnehmer und meinen Patienten. Die schönste Nachricht: Es macht Spaß. Mit jedem Gramm weniger gewinnt man an Leichtigkeit und Lebensfreude.

Energie-Input senken, Energieverbrauch steigern

Fett ist kein untätiges Gewebe, das nur lästig an uns dranhängt. Unsere 20 Milliarden Fettzellen produzieren Hormone und Botenstoffe. Je nachdem, wie viel Energie in der Nahrung steckt, wird Fettschicht für Fettschicht angebaut, und je nachdem, wie viel Sie sich bewegen, wird Fett abgebaut. Der mittlere Ring ist immer eine Kombination aus: Essen und Bewegung. Schlank wird, wer den Energie-Input senkt und den Energieverbrauch steigert – aber nicht über Kalorien. Das ist sicher. Das ist Drohmedizin. Sondern über einen Trick, über Hormone. Das ist leicht. Das ist fröhlich, das ist Frohmedizin.

Das wahre Schlankgeheimnis heißt: Hormone

Beschäftigen Sie sich nicht länger mit Fettaugen und Kalorien. Es sind allein die Hormone, die Ihr Schicksal bestimmen: dick oder dünn. Es sind einzig und allein die Hormone, die Pfunde wuchern lassen und träge machen oder Fett wegschmelzen und eine neue ungekannte Dynamik ins Leben bringen. Und wie beeinflusst man seine Hormone? Hormone bestehen aus Molekülen. Und woher kommen die? Nicht vom Himmel gefallen, sondern aus der Ernährung. Allein dieser Satz sollte Sie aufwecken. Sollte Ihnen klar machen, dass Ihr tägliches Essen selbstverständ-

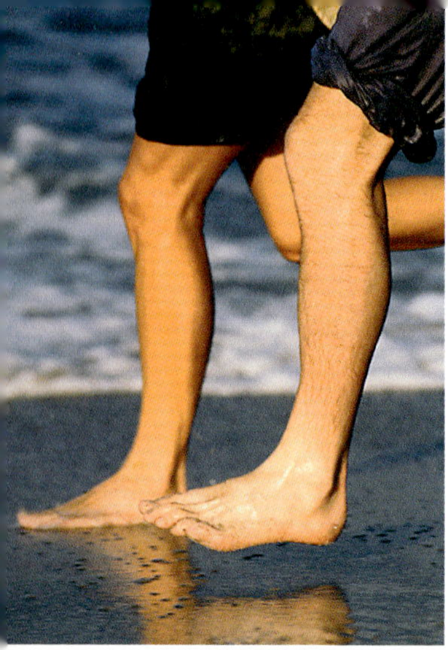

Laufen lockt die Schlankhormone Testosteron und Wachstumshormone.

lich Anzahl, Art und Qualität der Hormone in Ihrem Körper bestimmt und damit Ihr Aussehen, Ihr Denken, Ihr Fühlen, Ihr ganzes Leben. Sehen Sie, darum ist Essen für mich eine Wunderdroge geworden. Eine herrliche, genussvolle Täglich-drei-Mal-Möglichkeit, mir das Leben schöner und mich schlanker zu machen. Darf ich Sie auf diese Reise mitnehmen? Also los!

Der Mensch ist, was er isst …

… und das Endprodukt der Nahrung sind Hormone, die bestimmen, wer er ist. Hormone gibt es viele. Fast unendlich viele. Wer soll das alles verstehen? Brauchen Sie gar nicht. Merken Sie sich einfach den wichtigsten Rahmen: Es gibt zwei gute und zwei böse. The good and the bad boys. Zwei gute, die Sie jung und schlank machen und halten. Und die heißen Testosteron und Wachstumshormon. Und zwei böse, die Sie ganz schnell alt und dick und krank werden lassen: Cortisol und Insulin. Das gute Pärchen können Sie dann auf Ihre Körperzellen loslassen. Und so Ihren Körper fast beliebig verändern. Auch wieder jung machen. Auf jeden Fall wieder schlank machen. Und ganz sicher gesünder. Wie, das lesen Sie ab Seite 120.

Bewegung lockt die Schlankhormone

Das effektivste Mittel, Ihren gesamten Hormonhaushalt in Richtung schlank zu trimmen, heißt: Bewegung. Nur: Der »normale« Deutsche bewegt sich am Tag im Schnitt einen Kilometer. Und für mich ist Bewegung: Laufen. Laufen kann man immer und überall und in jedem Alter – fürs Laufen ist es nie zu spät. Also: Laufen Sie. Walken Sie erst, bis die Butterpäckchen weg sind, dann laufen Sie. Laufen macht Sie jünger, gesünder, aktiver und schlanker.

Wie viel kann man abnehmen?

Wer jeden Tag ein Kilo verlieren will, muss kämpfen. Das wissen wir aus dem Energieerhaltungssatz. Energie verpufft nicht im Nichts. Man muss sie verbrennen. Mit Bewegung. Das gilt auch für die Fettpölsterchen. Schnell – das ist nicht jedermanns Sache. Es muss ja auch nicht hoppla-hopp gehen: Ein Pfund pro Tag ist ja auch schon ein immenser Gewinn, und andere freuen sich über zwei Kilo in der Woche.

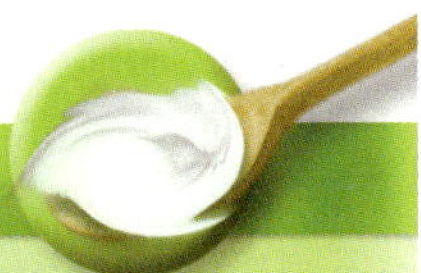

••• nachschlag

Wie viel darf man denn abnehmen?

Letzten Freitag rief mich eine Dame aus Bozen an, die mit ihrem Bruder in meiner Praxis gewesen war. Der Bruder wog 150 Kilo. Lebensgefährlich. Er begann am Montag mit meiner Eiweißkur und strammem Spazierengehen. Am Donnerstag hatte er acht Kilogramm abgenommen. Also acht Kilo in vier Tagen. Die Dame fragte mich besorgt, ob das nicht zu schnell sei. Sie hat nicht gefragt, ob 150 Kilogramm lebensgefährlich seien. Darüber macht man sich weniger Gedanken! Zwei Wochen später hatte er gefährliche 17 Kilo verloren.

Ganz verschiedene Futterverwerter

Manchmal ist die Natur einfach ungerecht. Die Evolution hat wirklich verschiedene Futterverwerter hervorgebracht. Kennen Sie sich wieder?

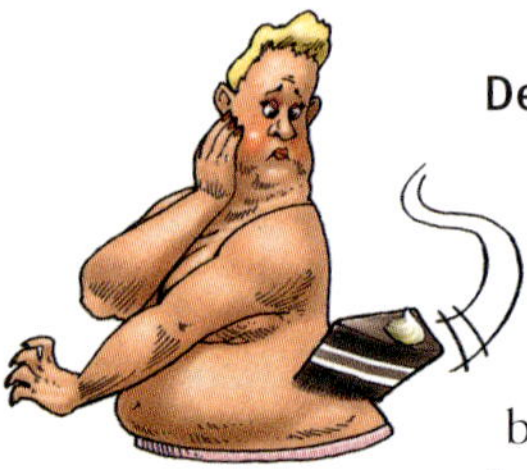

Der Kaloriengeizhals: Er verbraucht beim Mittagsschläfchen schon weniger Kalorien als andere Menschen. Der Grund: Er hat einen niedrigeren Grundumsatz. Das ist die Menge an Kalorien, die der Körper verbrennt, um alle Lebensvorgänge aufrechtzuerhalten, sein Herz schlagen zu lassen, zu atmen usw. Dieser Typ gehört zu den Menschen, die bloß an der Bäckerei vorbeigehen müssen, und schon sitzt die Nussschnecke auf der Hüfte. Der Grundumsatz macht ungefähr 60 Prozent unseres täglichen Energieverbrauchs aus.

Schlanktipp: Laufen Sie los. Walken oder Joggen erhöht den Grundumsatz – für den ganzen Tag, auch wenn Sie selig schlummern. Auf mehr Eiweiß achten, Eiweiß unterstützt die Fettverbrennung.

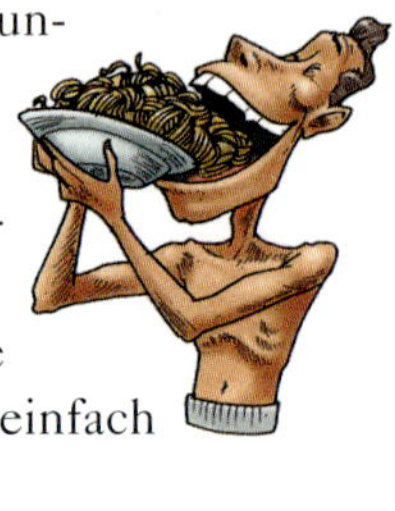

Der Energieverschwender: Er futtert Unmengen und bleibt trotzdem schmal. Sein Grundumsatz kann bis zu dreimal so hoch liegen wie der eines Kaloriengeizhalses. Die Natur ist einfach ungerecht.

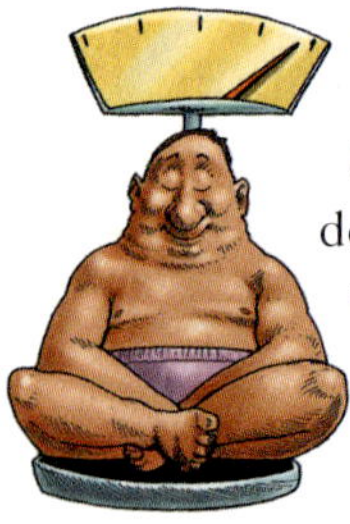

Mr. Baldrian: Menschen, die in sich ruhen und stundenlang ruhig sitzen können und das auch tun, nehmen viel leichter zu. Studien zeigen: Täglich 1000 Kalorien mehr schlägt bei Mr. Baldrian nach acht Wochen mit acht Kilo auf die Hüften. Die aktiveren Menschen legen hingegen nur ein Kilo mehr zu.

Schlanktipp: Einfach mehr Bewegung ins Leben bringen. Ab Seite 156.

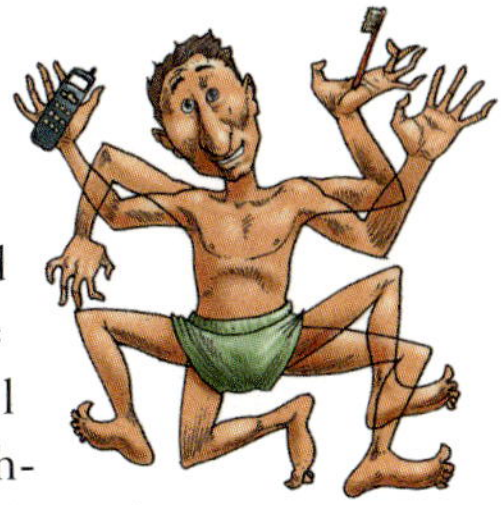

Die Zappelphilippe: Sie springen zähneputzend auf und ab. Auf dem Stuhl sitzend, zappeln sie mit dem Knie. Ihnen kann gar nichts schnell genug gehen. Ihr Stoffwechsel läuft auf Hochtouren, sie sind ständig in Bewegung, sie verbrauchen von Natur aus 300 bis 800 Kalorien mehr pro Tag. Und haben wahrscheinlich kein Problem mit dem Gewicht. Höchstens mit Cortisol. Wie Sie das krank machende Stresshormon in die Wüste schicken, steht auf Seite 142ff.

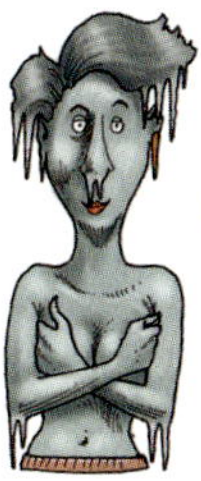

Das Kaltblut: Sie kennen das vom Händedruck – einer ist warm, ein anderer kalt wie ein Fisch. Manche Menschen verpuffen viele Kalorien einfach über die Haut in Wärme. Andere haben ständig kalte Füße, weil in ihnen kein Hochofen läuft. Schlaff, keine Muskeln, blass und häufig krank. Zwei Dinge lassen Kalorien in Grad Celsius verschwinden: Eiweiß im Essen und mehr Muskeln. Mehr darüber in den nächsten Kapiteln.

Der Kohlenhydratverbrenner: In der Medizin gilt ein wichtiger Satz: Was der Körper nicht braucht, schmeißt er raus. Kinder, die viel herumdüsen und spielen, haben viele Enzyme, die Fett verbrennen. Sobald sie vor dem Fernseher sitzen und immer länger vor dem Fernseher hocken, stellen die Fettenzyme ihre Arbeit ein. Und die Kohlenhydratvernichter liefern die nötige Energie. Das Fett bleibt auf den Hüften liegen. Der Körper schmeißt die Fettenzyme raus. Das kann man messen. Im Labor über einen Gasaustauscher können

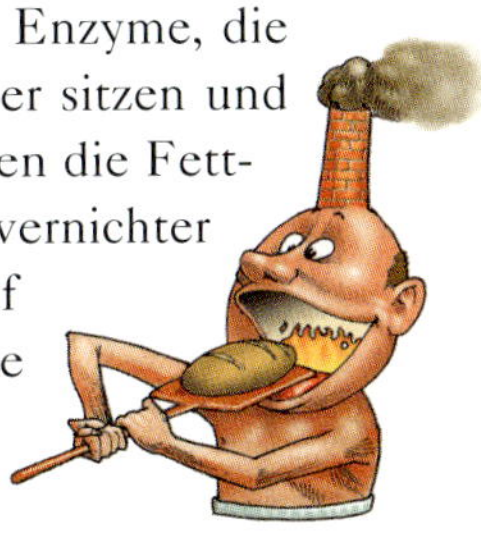

Mediziner die Fettverbrennung messen. Aus eingeatmetem Sauerstoff und ausgeatmetem Kohlendioxid kann man bestimmen, ob der Mensch viel oder wenig Fett verbrennt. Mehr über diese Methode, die Spiroergometrie, finden Sie auf Seite 35f. Übrigens gibt es auch Menschen, die genetisch bedingt weniger Fett verbrennen. Aber auch die nehmen ab, wenn sie weniger Fett essen – und sich Muskeln züchten, die es verbrennen.

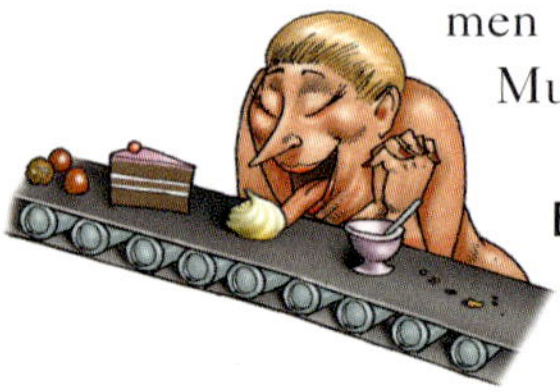

Der Süßschnabel: Er kann einfach nicht von Süßem lassen. Von morgens bis abends nascht er. Und weil er das tut, baut er Fettschicht um Fettschicht an. Der Grund für seinen Süßhunger steckt im Gehirn: Ihm mangelt es an Serotonin.

Schlanktipp: Den Serotonin-Spiegel kann man auch anders als mit Schokolade ankurbeln: kalorienfrei durch Laufen und Licht. Mehr darüber lesen Sie ab Seite 139.

Der Lieblingsspeisen-Dicke: Es gibt Menschen, die sagen: Mich macht Jogurt dick, mich Schokolade, mich Wurst … Experten schätzen: Fünf Prozent der Übergewichtigen leiden unter einer Leibspeisenunverträglichkeit auf IGG (Immunglobulin G)-Basis. Das Lieblingsessen macht dick. Man sagt: Ich brauche, um leben zu können, eine Bratwurst oder einen Apfel, Roggenbrot oder Jogurt. Der Körper bildet gegen diese Leibspeisen IGG-Antikörper. Wenn wir sie nicht essen, geht es uns schlecht – wie bei einem Kater. Wenn wir sie essen, geht es uns gut. Und das macht dick, weil die IGG-Antikörper die Lipolyse verhindern. Sie blockieren die Fettzellen – wie das Hormon Insulin.

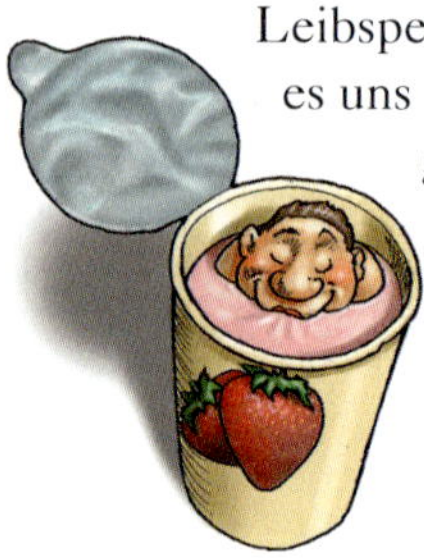

Schlanktipp: Verblüffend ist, wenn man diese Nahrungsmittel sechs Wochen meidet, kommt der ersehnte Schub. Pfunde fliehen.

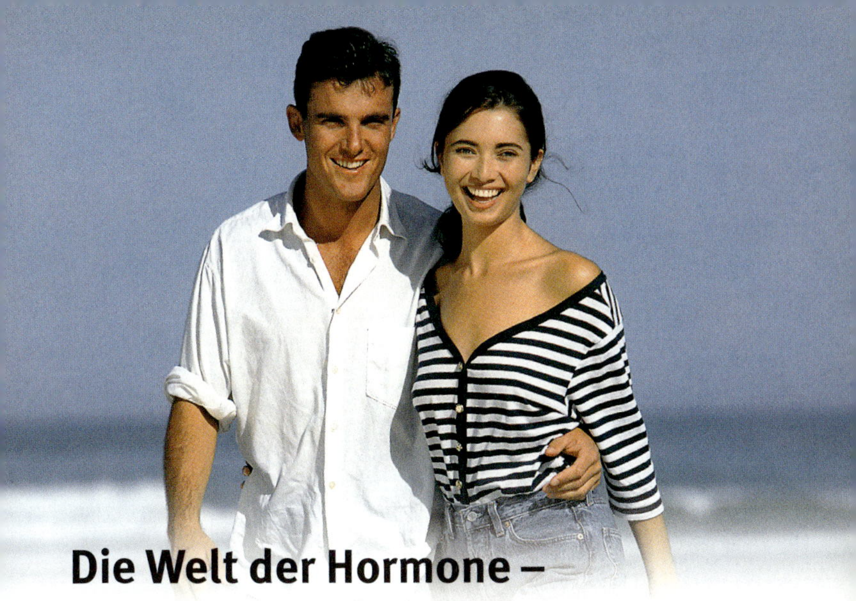

Die Welt der Hormone – die Ihres Körpers und die der Forscher

Sie könnten vor Glück zerspringen. Sie bersten vor Energie. Sie haben einen Bärenhunger. Sie genießen die Lust an der Liebe. Sie bezaubern das andere Geschlecht, überzeugen auch im Job. Sie sind schlank und agil. Was steckt dahinter? Natürlich: Hormone.

Die Antreiber des Lebens

Sie haben weniger als ein Gramm hochpotenter Stoffe namens Hormone im Körper – Ihr kabelloses Kommunikationssystem. Die Vermittler von Nachrichten von Organ zu Organ oder von Körperzelle zu Körperzelle. Hormone sind die Botenstoffe der Gefühle, der Gedanken, der Gesundheit, des Glücks – und des Gewichtes.

Hormone steuern einfach alles, was Sie tun und wie Sie sich fühlen – ob Sie Hunger haben oder müde sind, Durst empfinden oder Lust auf Liebe. Ob Sie wütend sind oder zutiefst zufrieden. Ob Sie Muskeln aufbauen oder Fett verbrennen. Benannt nach dem griechischen Götterboten Hermes bedeutet ihr Name: Antreiber oder Anreger. Das Wachstumshormon katapultiert uns morgens verjüngt und mit Tatendrang aus dem Bett. Adrenalin mobilisiert blitzschnell Energie, damit wir aus der Gefahrenzone flüchten können. Testosteron lädt mit Power auf, im Kopf in der Konferenz, in der Körpermitte beim Tête-à-tête. Alle drei regen die Fettverbrennung an, schmelzen Bauch und Po weg und lassen Muskeln wachsen.

Hormone bremsen auch

Nun treiben Hormone nicht nur zu Höchstleistungen an – Hormone bremsen auch. Insulin zum Beispiel bremst den Fettabbau. Cortisol das Denkvermögen. Stimmt etwas in Ihrem Hormonhaushalt nicht, dann fühlen Sie sich müde, erschöpft, aggressiv, nervös, traurig – und Sie nehmen zu.

Hormone bestimmen Ihr Schicksal: alt oder jung, attraktiv oder nicht, kraftstrotzend oder schlaff – und dick oder dünn. Ja, Hormone sind die Boten des Übergewichts. Und wer abnehmen will, muss sich nicht um Kalorien und Fettaugen kümmern – sondern um seine Hormone.

Die Anti-Aging-Medizin ...

Die Natur ist grausam. Mit dem Altern gehen uns Hormone aus. Der körpereigene Jungbrunnen versiegt. Der Tiger im Bett mutiert zum müden Krieger. Die Bizeps schwinden, der Bauch wächst. Aus Lust wird Frust. Aus Muskeln Fett. Das ist so. Muss aber nicht so sein. Man kann das Altern und das Fettanlegen über Hormone ausbremsen. Da soll man doch mal wieder teure Pillen schlucken, denken Sie? Nein.

Sicher, Anti-Aging-Mediziner, die ob des ungeliebten Phänomens Altern überall ihre Praxen eröffnen, arbeiten mit der Hormonersatz-Therapie. Sie messen den Hormonstatus, füllen auf, was dem Körper fehlt: Die Haut wird straff, die Muskeln wachsen, Fett schmilzt dahin … Nur: Man hängt am Tropf des Anti-Aging-Mediziners. Der muss ständig messen, angleichen, messen, angleichen. Wenn Sie die Präparate absetzen, hört die Wirkung auf. Und die falsche Dosis kann einiges auslösen: Kopfschmerzen, Diabetes, Thrombosen, Ödeme und im schlimmsten Fall auch Krebs.

Machen Sie Ihre Hormone lieber selbst

Es gibt zwei Möglichkeiten, die Hormone zu locken:

- **Die Hormonstimulation.** Man kann den Körper dazu bringen, seine Hormone wieder selbst zu »backen«. Durch Bewegung, Antistress-Techniken, Vitalstoffe und richtiges Essen.
- **Hormone aus der Natur.** Pflanzen liefern Phytohormone, die jung halten, schlank machen – und sogar Krebs vorbeugen.

Fest steht: Es wird Zeit. Kümmern Sie sich schon früh um Ihre Hormone. Je früher, desto besser. Altern beginnt bei uns nämlich schon in der Jugend. Jedes vierte Kind ist wegen des Tanzes der Hormone stark übergewichtig. Und immer mehr Kinder leiden unter Altersdiabetes, sind früh zuckerkrank.

Die Hormonfabriken

Überall im Körper stecken Organe oder Drüsen, die diese Botenstoffe des Lebens produzieren. Mitten in Ihrem Gehirn sitzt der **Hypothalamus**, die Steuerungszentrale für Ihre Hormone. Sie weiß, was Sie gerade tun: Ob Sie einen

Test: Sind Ihre Hormone im Gleichgewicht?

Beantworten Sie die folgenden Fragen ehrlich:

Ich bin öfters mal nervös?	Ja ❍	Nein ❍
Meine Arbeit stresst mich?	Ja ❍	Nein ❍
Ich leide häufiger unter Migräne	Ja ❍	Nein ❍
So richtig zufrieden bin ich nicht immer?	Ja ❍	Nein ❍
Ich fühle mich öfters matt?	Ja ❍	Nein ❍
Meine Muskeln sind nicht mehr das, was sie mal waren?	Ja ❍	Nein ❍
Meine Kondition lässt zu wünschen übrig?	Ja ❍	Nein ❍
Ein kleines Bäuchlein habe ich schon?	Ja ❍	Nein ❍
Ich habe Probleme mit dem Gewicht?	Ja ❍	Nein ❍
Ich bin öfters mal erkältet?	Ja ❍	Nein ❍
Meine Haut ist schlaff?	Ja ❍	Nein ❍
Lust auf Sex? Na ja ...	Ja ❍	Nein ❍
Meine Schlagfertigkeit ist nicht mehr das, was sie mal war?	Ja ❍	Nein ❍
Ich muss mir jetzt häufiger Dinge notieren?	Ja ❍	Nein ❍
Immer mal wieder bin ich depressiv?	Ja ❍	Nein ❍

AUSWERTUNG: Jede Frage, die Sie mit Ja beantwortet haben, ist ein Zeichen dafür, dass Ihre Hormone nicht mehr so ganz für Ihre Jugend, Ihre Vitalität, Ihre Gesundheit, Ihr Glück und Ihre schlanke Linie ackern. Tun Sie was für sich. Für sich! Entdecken Sie das, was Psychologen »gesunden Egoismus« nennen. Wenn nicht jetzt, wann dann???

Apfel essen oder etwas anderes vernaschen, wie schnell Ihr Herz schlägt, ob ein Feind naht. Dort sitzen Ihre Instinkte: Hunger, Durst, Papa- und Mamatrieb, Schlafbedürfnis, Reflexe für Flucht und Verteidigung. Alles, was von innen und außen an Informationen kommt, wird dorthin geleitet – alles, was Sie sehen, fühlen, hören, riechen. Der Hypothalamus vermittelt zwischen Hormon- und Nervensystem und steht in ständigem Austausch mit der Hypophyse (Hirnanhangsdrüse), die selbst eine Armee an Hormonen produziert. Beide dirigieren das Hormonorchester im Körper.

Von Jungbrunnen und Energielieferanten

Ebenfalls im Gehirn sitzt die **Epiphyse (Zirbeldrüse).** Ihre Aufgabe: Das Junghormon Melatonin in den Körper zu schicken, wenn es dunkel wird. Sie reagiert auf Licht und organisiert den Schlaf-Wach-Rhythmus.

Etwas weiter unten, im Hals, sitzt die 20 Gramm schwere Energiezentrale namens **Schilddrüse.** Sie schickt die Hormone in die Umlaufbahn, die für Stoffwechsel, Wachstum und Energiehaushalt zuständig sind. Hinter dem Brustbein liegt die **Thymusdrüse,** die mit ihrem Hormon das Immunsystem anregt, die Abwehrkräfte wappnet.

Die **Nebennieren** produzieren Geschlechtshormone, Entzündungshemmer – und Altbekannte wie Adrenalin, die das rege Geschehen des Stresses hormonell begleiten. Auch die **Leber** schickt ihre Hormone aus: SHBG ist das Transportschiff für andere Hormone. Es befördert sie dorthin, wo sie gebraucht werden. Und Somatomedin mixt mit im Eiweißstoffwechsel, sorgt für neue Muskeln. Die **Bauchspeicheldrüse** liefert Insulin, das den Blutzucker regelt, und Glukagon, welches den Fettabbau anzeigt. Die **Eierstöcke** produzieren Östrogen und Progesteron. Die männlichen Geschlechtshormone »kocht« der **Hoden** aus – zum Bei-

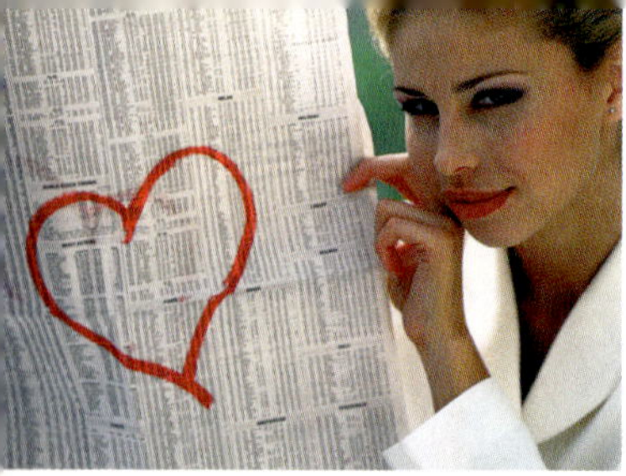

Hormone übermitteln Nachrichten im Körper, zum Beispiel: Stell den Hunger ein, leg dich schlafen oder zwinkere ihm zu ...

spiel das Powerhormon Testosteron. Aber auch das Fettgewebe hängt nicht untätig um uns herum, es produziert Geschlechtshormone oder den Appetitzügler Leptin.

Der hormonelle Weg durch den Körper

Das weibliche Auge sieht einen breitschultrigen Mann und übermittelt die Botschaft an den Hypothalamus: Hallo, da draußen sitzt ein potenzielles Opfer für Eheanbahnung. Der benachrichtigt die Hypophyse, die sofort einen Hormoncocktail mixt und allen anderen beteiligten Hormondrüsen den Marschbefehl erteilt. Sie bittet die Eierstöcke um ein bisschen Testosteron, das die Libido lockt. Sie befiehlt den Nieren: Schnell, ein Schuss Adrenalin! Das lässt den Blutdruck steigen, die Pupillen weiten sich. Adrenalin dockt auch an der Fettzelle an, um Energie für den Kampf um das andere Geschlecht anzuzapfen.

Damit ein Hormon seine Wirkung an der Zelle auslösen kann, dockt es dort an. Das ist wichtig für die Informationsübertragung. An jeder Zelle befinden sich zum Andocken so genannte Rezeptoren. Die kann man sich vorstellen als Noppen mit einem Muster, an die sich das Hormon wie ein dreidimensionales Puzzleteil aufpfropft. Und so, und nicht anders, bringt es seine Nachricht ans Ziel, an die Zelle: Wachse, mobilisiere Fett, schick Energie, stell den Hunger ein. Und: Zwinker ihm zu …

Ohne Rezeptor ackert das Hormon leider völlig umsonst

Diese Rezeptoren sind immens wichtig für die Hormonbotschaft an die Zelle. Denn wenn viele Rezeptoren für das spezielle Hormon da sind, wird das Hormon seine Botschaft schnell los. Es bedarf nur wenig dieser Hormone. Sind diese Rezeptoren abgenutzt, blockiert (zum Beispiel durch Medikamente) oder sind zu wenig davon vorhanden, kreisen Hormone im Blut und werden ihre Botschaft nicht los. Und das ist leider oft so, wenn man Übergewicht hat. Stimmt etwas nicht mit den Rezeptoren für Adrenalin, fürs Wachstumshormon, für Insulin – dann bleibt das Fett auf der Hüfte liegen. Das bedeutet, man könnte diese Hormone als Tablette zuführen – und nix passiert. Auch deswegen ist es der bessere Weg, die Rezeptoren zu richten – und die körpereigene Hormonproduktion zu stimulieren. Und wie richtet man die Rezeptoren? Mit Bewegung. Was wir wissen: Sport macht Fettzellen wieder empfindlich für Hormone, die ihnen mitteilen: Rück dein Fett heraus.

••• gut zu wissen

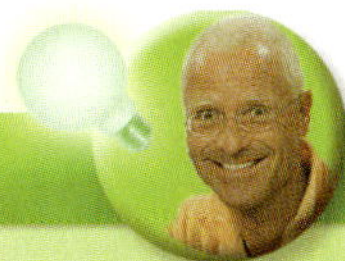

Wer lange schläft, wird selten dick

Wissenschaftler der Ludwig-Maximilians-Universität München untersuchten bei 7000 Kindern, wie sich die Schlaflänge auf das Gewicht auswirkt. Kinder mit weniger als 10,5 Stunden Schlaf täglich bringen doppelt so oft überflüssige Pfunde auf die Waage wie Kinder, die mehr als elf Stunden schlafen. Unter den Wenigschläfern hatten 14,5 Prozent Übergewicht. Unter den Langschläfern nur 7,4 Prozent. Wer länger schläft, schüttet mehr Wachstumshormon aus, das Fett abbaut. Das Gleiche gilt für Erwachsene. Finden Sie das nicht auch tröstlich?

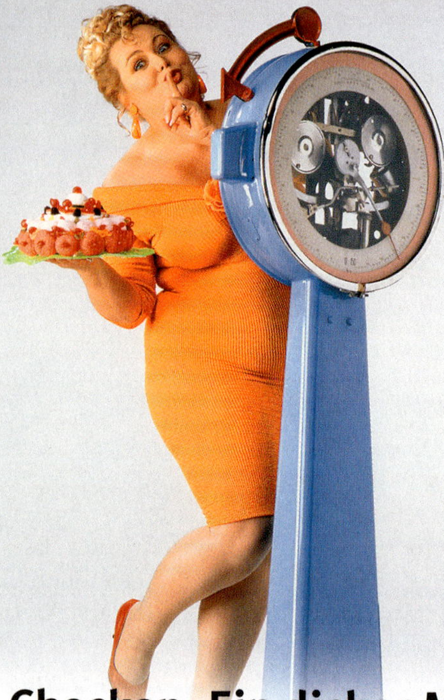

Checken: Ein dicker Mensch betritt die Praxis ...

Und ich sehe sofort: zu wenig. Er tut viel, isst wenig. Und trotzdem bleibt er dick. Er kann gar nicht abnehmen. Auch wenn er Marathon läuft – und erst recht, wenn er hungert. Ihm fehlen nämlich die Stoffe im Blut, welche die Fettverbrennung erst möglich machen. Darum rate ich: messen. Nur wer misst, weiß ... Und wer weiß, kann alles ändern. Ganz easy.

So sieht ein Vitalcheck aus:

Wie viel Fett steckt im Körper? Was verbirgt sich hinter einem Wohlstandsbauch? Wie viel Fett kann man überhaupt verbrennen? Sind genug Biostoffe für die Fettverbrennung da? Das alles kann man messen.

1. Bestimmung von Körperfett. Er glaubt, das Gewicht sei okay. Ich sehe: 35 Prozent Fett. Denn die normale Waage zeigt nur das Gewicht, nicht den Anteil an krank machendem Fett.

2. Ergometrie auf dem Fahrrad mit Laktatmessung. Ich sehe: Schon bei minimaler Anstrengung geht dem Muskel der Sauerstoff aus, er verbrennt Zucker statt Fett. Die Laktatmessung zeigt, bei welchem Puls der Muskel in Sauerstoffnot gerät, umschaltet von gewollter Fettverbrennung auf ungewollte Verbrennung von Zucker. Und den Körper mit dem Leistungskiller Milchsäure überflutet.

3. Spiroergometrie. Ich sehe: völlig untrainiert. Der Puls schnellt hoch. Kaum Sauerstoff kommt zu den Muskelzellen, nur wenig Fettenzyme arbeiten für die schlanke Linie. Die Spiroergometrie ergibt zwei wesentliche Werte: erstens die maximale Sauerstoffverwertungskapazität VO2 max. Ein Maß für Leistungsfähigkeit, für Ausdauer, für Jugend. Ein Maß für die Voraussetzung, Fett zu verbrennen. Und zweitens den RQ oder respiratorischen Quotienten. Ein Maß für die Anzahl der Fettenzyme, die bereits im Muskel vorhanden sind.

4. Blutabnahme. Im Blut kann man lesen, wie es um die Hormone steht und um die Vitalstoffe, die jung machen und ebenfalls Voraussetzung dafür sind, dass wir Fett verbrennen.

Wie viel Fett steckt im Körper?

Es gibt kernige Menschen, denen rät der Arzt mit dem Taschenrechner in der Hand: Ein paar Kilo weniger könnten nicht schaden. Halt! Niemals. Nicht abnehmen, sag ich da – nach einem Griff an den Oberarm, nach einem Blick auf die Fettwaage. Die sagt: okay, 18 Prozent Fett. Gut eingebettet in Muskelmasse. Der ist halt so. Der ist kräftig gebaut.

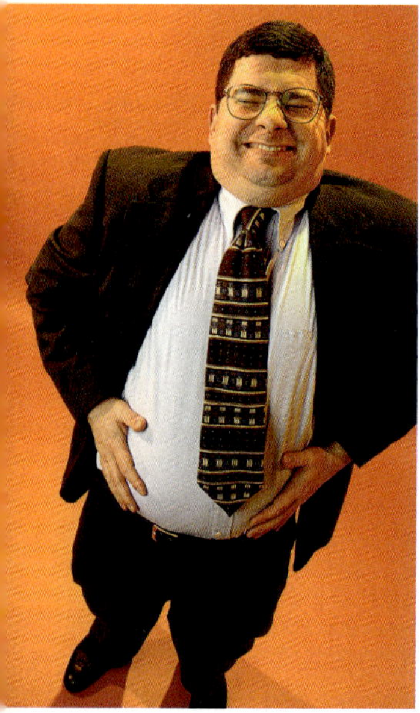

Gefährlicher Wohlstandsbauch: Syndrom X nennt man das Risiko, das hinter dem mittleren Ring steckt.

Und kerngesund. Schlagfertig. Fröhlich. Gut drauf. So soll er bleiben.

Krankes Fett fasst sich anders an. Es ist weich. Unnatürlich. Durch Hormonmast hingezüchtet. Und alles andere als bekömmlich – für Körper und Geist. In einer kanadischen Studie mit 38 000 Teilnehmern hat man festgestellt: Dicke sind häufiger krank – nichts Neues. Dicke sind schmerzempfindlicher – ach ja? Und sie sind dümmer. Gemeine Diskriminierung? Nein, leider eine messbare Folge physiologischer Gegebenheiten. Fett schluckt Blut. Als chirurgischer MA schnitt ich bei Operationen in Fettgewebe. Dicke Massen Fettgewebe. Und war erstaunt: Es blutet. Im Fettgewebe versickert ein Liter Blut. Man hat aber nur fünf Liter. Da fehlt ein Liter im Gehirn. Darum schnarchen Dicke im Konzert – und im Bundestag. Kennen Sie die Bilder?

Das intelligente Fettauge ...

... guckt aus einer Bioimpetanz-Analyse-Waage. Man stellt sich drauf, und sie misst über Elektroden unter den nackten Füßen per Leichtstrom (keine Angst, tut nicht weh) Muskelmasse und Fettgehalt. Denn das Körpergewicht alleine sagt noch lange nichts über die Zusammensetzung aus. Ein vermeintlich dicker Mensch kann aus gesunden Muskeln bestehen – und ein dünner aus Fett.

Wichtig: Der Körperfettanteil einer Frau sollte nicht unter

12 Prozent absinken, Männer brauchen noch eine Schutzschicht von 7 Prozent.

Messen Sie den Taillenumfang

Wer wissen will, ob das Herz gesund schlägt, holt sich ein Maßband und schlingt es um den Bauch. Der Taillenumfang kann das Risiko für Diabetes, Arteriosklerose, Herzinfarkt und Schlaganfall vorhersagen. Eine bauchbetonte Fettverteilung (Apfeltyp) ist besonders gefährlich.

Kommt für Männer ein Wert größer als 102 Zentimeter heraus und für Frauen ein Wert größer als 88 Zentimeter, dann sollten Sie schleunigst dem schlechten Fett an die Pelle rücken. Denn Sie riskieren Ihr Leben.

Was so alles hinter einem Bäuchlein steckt

Der Wohlstandsbauch zeigt nicht Wohlstand, sondern einen Missstand der Gesundheit an. Das Fett um den Bauch herum bringt den Stoffwechsel durcheinander – und dafür haben Wissenschaftler einen modernen Namen: das Metabolische Syndrom. Auch Syndrom X genannt. Darunter versteht sich ein Zusammentreffen folgender Faktoren:

- Übergewicht vom Apfeltyp
- Gestörter Fettstoffwechsel mit hohen Triglyzeridwerten, hohem (bösen) LDL-Cholesterinspiegel, niedrigem (guten) HDL-Cholesterinspiegel
- Bluthochdruck
- Typ-2-Diabetes oder Insulinresistenz.

Manchmal sind auch noch die Harnsäurewerte erhöht, was zu Gichtanfällen führen kann. Auch das Blut kann dickflüssiger fließen – es kommt leichter zu Blutgerinnseln. Frauen leiden häufig unter Damenbart. Sie haben zu viel männliche Geschlechtshormone.

Wie viel Fett können Sie verbrennen?

Fest steht: Wer abnehmen will, muss Fett verbrennen. Fett meiden allein bringt nichts. Man muss es verbrennen. Das nenne ich die Eichhörnchenmethode: durch Bewegung beim richtigen Puls. Die Formel ist einfach: Wenn Sie zu schnell walken oder laufen, sich zu stark belasten, geht dem Körper der Sauerstoff aus, Sie verbrennen kein Fett mehr, sondern nur Zucker. Und das liegt ganz alleine nur am Puls. Der Puls entscheidet, ob Sie Fett verbrennen – oder der Muskel es auf der Hüfte liegen lässt … Der ideale Trainingspuls ist etwas Individuelles, so individuell wie Ihre Persönlichkeit.

Deshalb treffen Faustformeln wie »180 minus Lebensalter« für die meisten Menschen nicht zu. Diese Formeln sind so maßgeschneidert, als würde man nur noch Schuhgrößen 35, 40, 45 und 50 verkaufen. Sie wollen Ihren Trainingspuls wissen, Sie wollen wissen, wann Sie Ihr Fett verbrennen – und so richtig viel davon? Dann machen Sie eine Laktatdiagnostik und eine Spiroergometrie.

Die Laktatmessung

Sie strampeln auf dem Fahrrad. Dabei werden Sie zunehmend belastet. Je mehr Sie sich anstrengen, desto schneller schlägt Ihr Herz, desto höher ist Ihr Puls. Alle drei Minuten raubt man Ihnen ein Tröpfchen Blut aus Ohrläppchen oder Fingerkuppe, fragt Ihnen Löcher in den Bauch und misst den Laktatspiegel: die Menge an Milchsäure, die durch Belastung in Ihrem Körper entsteht. Beides wird notiert – Laktatspiegel und Puls. Daraus errechnet sich der ideale Drehzahlbereich, ein Pulsbereich, in dem idealerweise Fett verbrannt wird. Beim Anfänger zwischen 3 und 4 Millimol Laktat pro Liter Blut, beim Fortgeschrittenen zwischen 2,5 und 3,5 Laktat. Diese Kurven dürfen nicht (wie sonst üblich) per Computer gemittelt werden. Das verfälscht das Bild. Zu jeder Kurve gehört ein Gespräch. Man muss nachfragen, wie der Mensch sich bei welchem Puls fühlt. Man muss das Gemessene abstimmen auf das Gefühl. Und daraus ergibt sich Ihr individueller Grenzpuls. Genau diesen Wert sollten Sie laufend oder walkend nicht überschreiten. Weil Sie sonst Zucker statt Fett verbrennen. Da sich Ihr Grenzpuls im Laufe des Trainings verändert, sollte man den Test alle halben Jahre wiederholen. Kosten: ca. 70 Euro.

Die Spiroergometrie

Auf dem Fahrrad gewinnen Sie, wenn Sie eine Maske aufsetzen und schön brav hineinatmen, zwei weitere wertvolle Größen: die VO2 max und den RQ. Daraus kann man lesen, wie viele Kalorien, wie viel Fett Sie verbrennen, wie trainiert Ihr Fettstoffwechsel ist und wie es um Ihre Ausdauer bestellt ist.

Die maximale Sauerstoffverwertungskapazität VO2. Ein Maß für Leistungsbereitschaft, für Ausdauer, für Jugend. Dieser Wert sagt aus, wie viel Sauerstoff in den Muskelzellen verbrannt werden kann. Und ist damit ein Maß für die Fähigkeit, Fett zu verbrennen. Zur Fettverbrennung wird ja Sauerstoff benötigt.

Der RQ oder respiratorische Quotient beschreibt das Verhältnis von ausgeatmetem Kohlendioxid (CO2) zum eingeatmeten Sauerstoff (O2). Ist er 1, wird absolut nur Zucker verbrannt. Ist der Quotient 0,7, wird nur Fett verbrannt. Alle Werte dazwischen sind möglich.

Dr. Strunz: »Mit der Spiroergometrie findet man über die Atmung heraus, ob der Körper auch Fett verbrennt.«

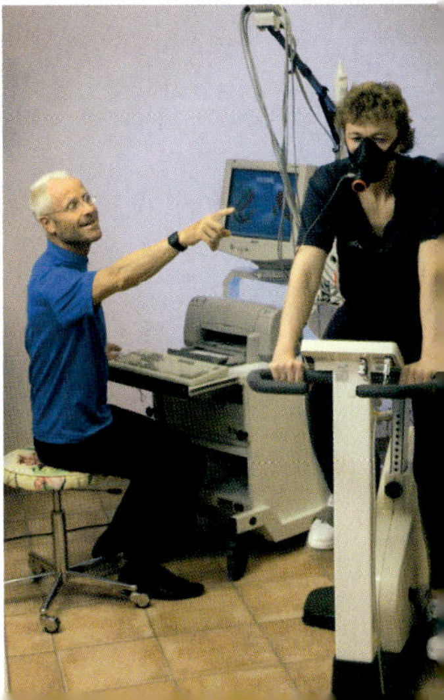

Dies ist ein Maß für die Anzahl der Fettenzyme, die bereits im Muskel vorhanden sind.

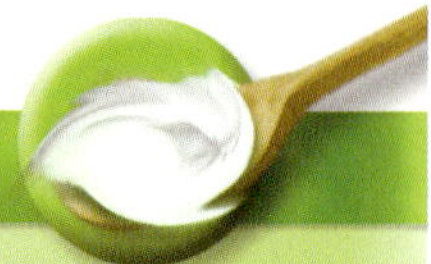

••• nachschlag

Der fettenzymarme Kopfarbeiter

Ein dicker Mensch kommt in die Praxis und radelt. Und dann messe ich RQ = 1. Kein Wunder: Kopfarbeiter. Kann keine Fett abbauenden Enzyme mehr haben, kann nur Zucker verbrennen, sobald er schneller als schneckentempolangsam geht. Muss sich wieder Fettenzyme züchten. Geht. Geht schnell. Binnen vier Wochen, täglich walkend, steigt die Zahl der Fettenzyme auf 50 Prozent an. Und wenn er dann noch etwas länger trainiert, verbrennt er, immer wenn er will, nur noch Fett.

Mehr Sauerstoff heißt maximale Fettverbrennung

Regelmäßiges Ausdauertraining, egal ob Radfahren, Laufen, Walken, vergrößert die maximale Sauerstoffaufnahmekapazität, diesen Wert für maximale Fettverbrennung und ewige Jugend. Ganz einfach, weil sich die Leistungsfähigkeit aller Systeme verbessert, die bei der Umsetzung einer großen Menge Sauerstoff beteiligt sind. In der Sportwissenschaft sagt man: Die aerobe Kapazität nimmt zu, d.h. die Fähigkeit des Körpers, unter Verbrauch von Sauerstoff möglichst viel Energie zu gewinnen – ohne dass sich Milchsäure anhäuft.

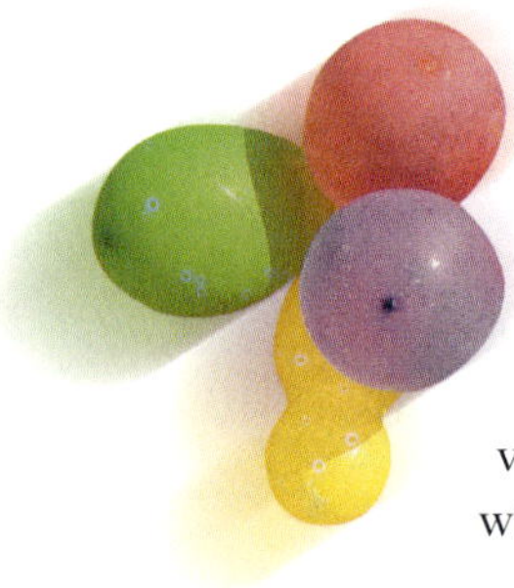

Last but not least: Blut-Tuning

Im Blut kann man genau lesen, warum ein Mensch dick ist, warum seine Fettverbrennung stagniert. Nicht nur an den Drohwerten wie Zucker, sondern auch – und vor allem – an den Frohwerten, all den Werten, die in der Fettverbrennung eine Rolle spielen.

Hier gibt es nämlich typische Mängel, typische Verteilungsmuster für Menschen, die wenig essen und trotzdem nicht abnehmen. Wir haben mit den Menschen immer nur geschimpft, sie würden nicht ganz die Wahrheit sagen oder sich nicht genügend anstrengen. Fast immer können die Menschen nichts dafür. Sie sind schlechte Fettverbrenner, weil die Blutwerte nicht stimmen. Blut-Tuning heißt: messen, Fehlendes auffüllen oder die körpereigene Produktion stimulieren. Am Ende der Kette steht immer: gewinnen. Gewinnen Sie nach langen dicken Jahren endlich wieder Ihre natürliche Leichtigkeit des Seins. Spielend.

Diese Werte werden in den nächsten Kapiteln besprochen. Und glauben Sie mir ruhig: Sie nehmen schon beim Lesen ab.

Insulin ● Gesamteiweiß ● Wachstumshormon ● einzelne Aminosäuren ● Eicosanoide ● Testosteron ● DHEA ● Schilddrüsenhormone ● Magnesium ● Vitamin C ● Selen ● Chrom ● Zink

Lesen Sie im Folgenden, wie Sie Schlankhormone locken – ohne sie zu schlucken. Wie Sie die leeren Speicher der kleinen Arbeiter im Fettstoffwechsel füllen – mit Hilfe der Natur, mit Hilfe des Apothekers. Und wie Sie endlich wieder leicht und fröhlich durchs Leben tänzeln.

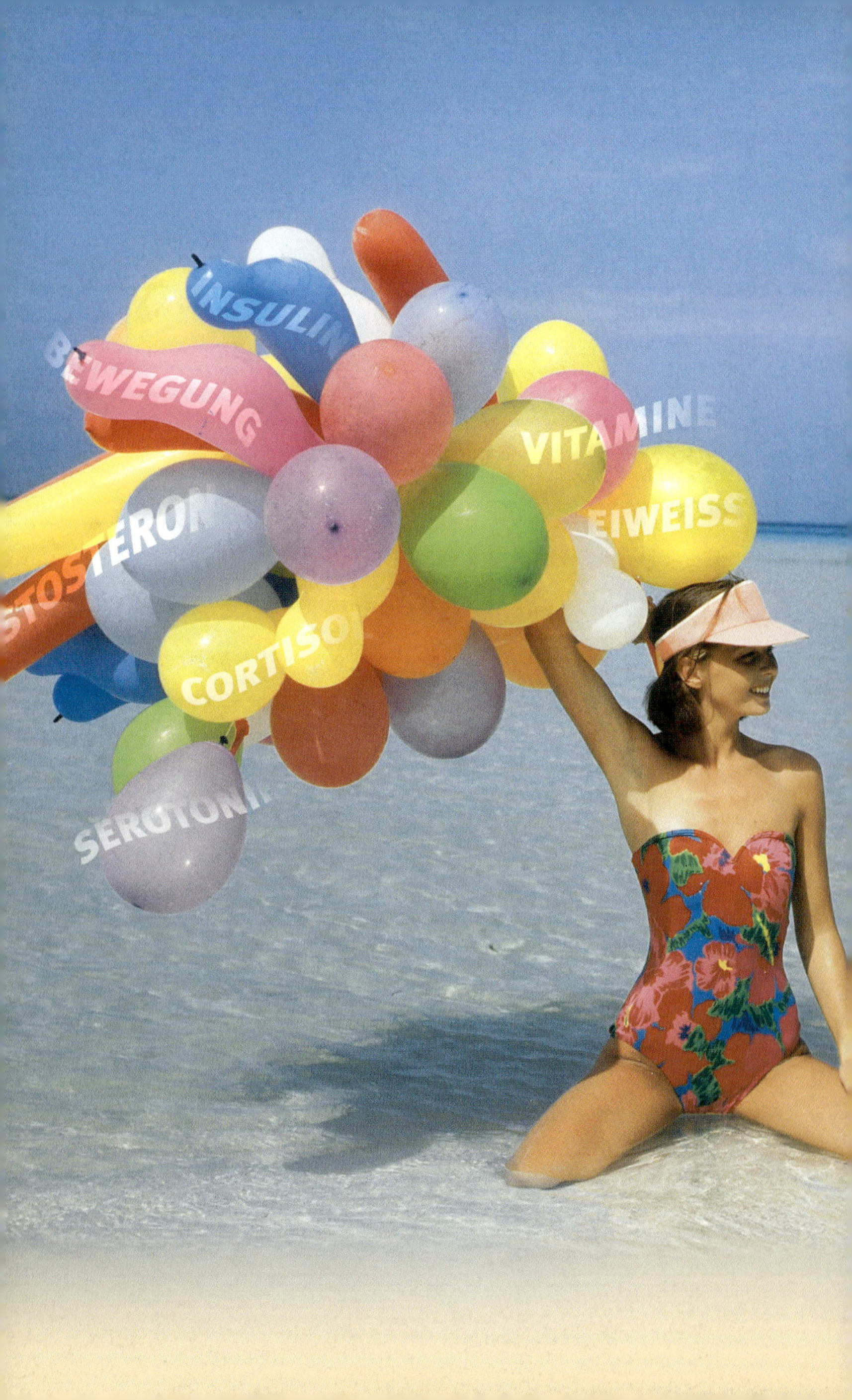
INSULIN
BEWEGUNG
VITAMINE
EIWEISS
STOSTERON
CORTISO
SEROTONI

Frohmedizin:

für immer schlank mit Hormonen

Fett macht fett? Weit gefehlt.
Mit Zucker geht das viel effektiver.

Aktives Fett können Sie rein theoretisch literweise trinken – und es interessiert die Hüften nicht.

Im Grunde ist es so einfach abzunehmen:

Locken Sie die richtigen Hormone, die arbeiten für Sie.

Hormone machen Sie dynamisch, fit, gesund, agil, fröhlich. Und schlank ganz nebenbei.

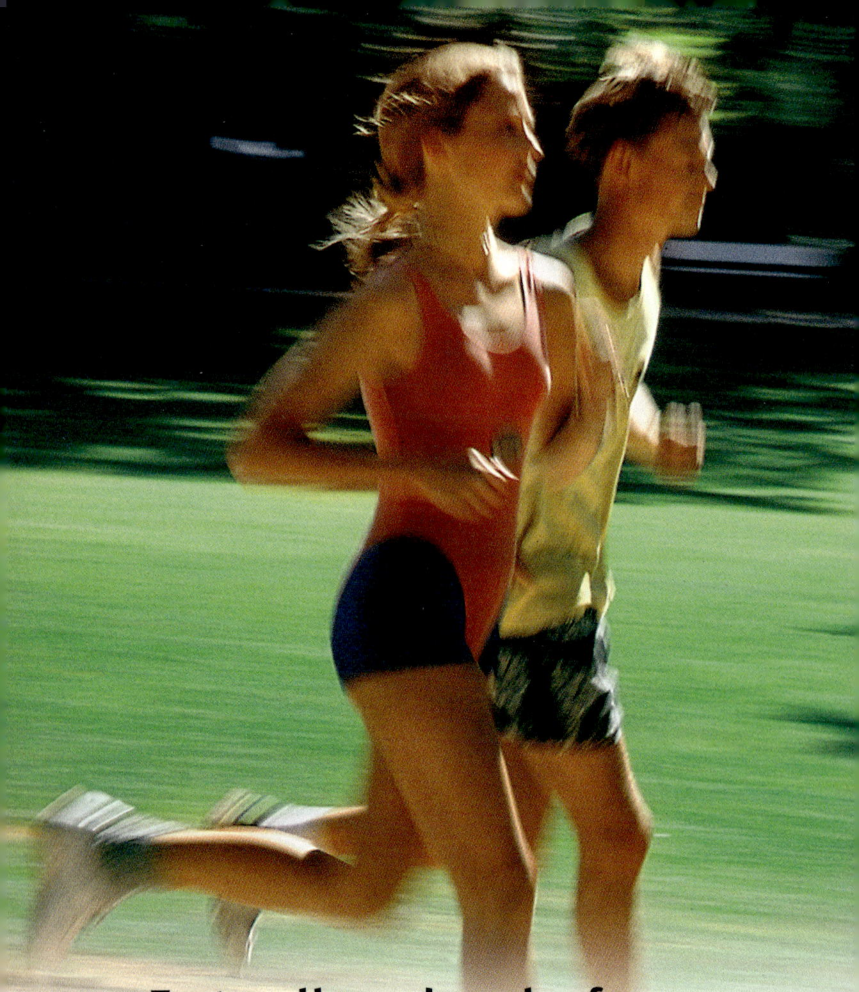

Erst walken, dann laufen

das Geheimnis ewiger Jugend und schlanker Linie ist längst keines mehr. Rund um die Welt wird daran geforscht – und es hat einfach nur doppelt so viele Buchstaben wie die sprichwörtlichen vier, auf die man sich so gerne setzt: BEWEGUNG.

Ich beginne in diesem Buch damit. Bevor ich die Feder gewichtig zum Thema Essen schwinge. Denn wenn ich Sie nicht zum Bewegen bringe, zum richtigen Bewegen, mit dem richtigen Puls, brauchen Sie »die diät« nicht zu lesen. Die Zeit können Sie sich sparen. Sollten Sie aber nicht, denn:

Bewegung sorgt für ein leistungsstarkes Herz, junge, glatte Gefäße. Sie kurbelt die Produktion von Forever-Young-Hormonen an, die Jugend konservieren, vertreibt mit körpereigenen Glücksbotenstoffen Traurigkeit und Depression. Bewegung stärkt das Selbstbewusstsein und die Knochen, schmiert die Gelenke und strafft die Figur – und Bewegung schraubt den IQ nach oben, ja, lockt kreative Gedanken. Warum ist das so? Die Verjüngungschemie, die dahinter steckt, heißt: Sauerstoff. Bewegung überflutet Ihre 70 Billionen Körperzellen mit 100 Prozent mehr Sauerstoff. Dem Element für Vitalität, Lebensenergie und geistige Leistungsfähigkeit.

Auf den vier Buchstaben verschleudert man Jahre der Leistungsfähigkeit, des Wohlbefindens und des Glücks.

Die acht Buchstaben hingegen bedeuten 100 Prozent mehr: 100 Prozent mehr Leistungsfähigkeit, Vitalität, Wohlbefinden, Gesundheit und Glück – und 100 Prozent Fettverbrennung. Fingerhakelnd werden Sie Ihr Fett nicht los. Setzen Sie lieber Ihren größten Muskel ein. Laufen Sie. Und bis Sie so weit sind – wenn Sie zu viel Ballast mit sich herumschleppen – walken Sie, so dass die Fettverbrennungsöfchen lodern. Denn wenn Sie nicht genügend Kondition haben, wenn Sie zu viele Pfunde mit sich herumschleppen, dann macht Sie das Laufen erst einmal nicht schlank.

Nur der richtige Puls macht schlank

Denkste. Stimmt ja gar nicht. Ich kenne genügend Menschen, die seit zwei Jahren täglich durch den Wald laufen und kein Gramm abgenommen haben. Was ist hier los? Lau-

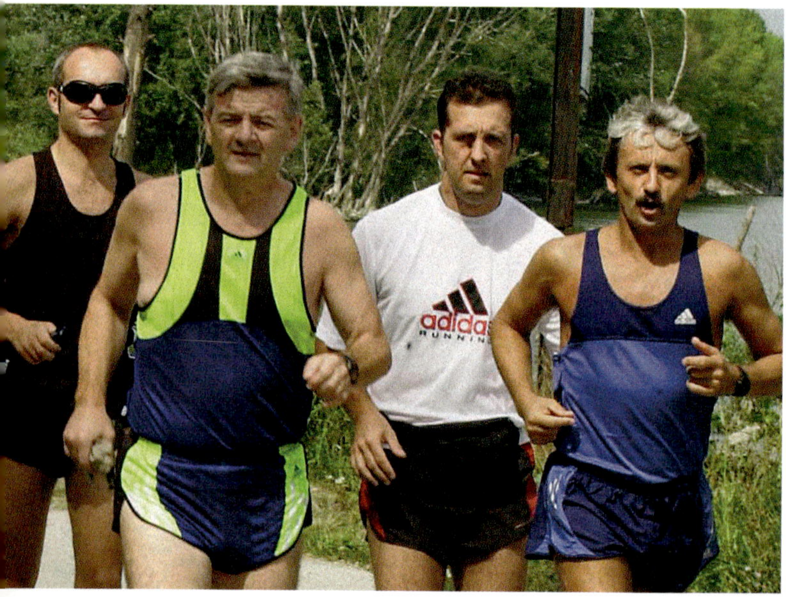

Joschka Fischer kennt seinen Grenzpuls: Er verlor Schritt für Schritt 34 Kilo.

fen an sich macht nicht schlank. Laufen macht höchstens Schweißfüße und kaputte Knie. Denn das Spiel wird ein bisschen raffinierter gespielt. Laufen macht nur schlank in einem ganz bestimmten engen Pulsbereich. An der anaeroben Schwelle. Unter dem Grenzpuls. Ein Geheimnis, das sich auch langsam in Deutschland herumspricht. Langsam. Sehr langsam.

Sie haben einen ganz engen lohnenden Pulsbereich, in dem Sie sich optimal bewegen. Fünf bis zehn Schläge. Und wenn Sie diesen Bereich minimal überschreiten, die so genannte anaerobe Schwelle überschreiten, das Herz ein bisschen schneller schlägt, zerstören Sie sich. Sie verbrennen Zucker ohne Sauerstoff, Milchsäure entsteht. Wie die Leistungssportler sind Sie in wenigen Jahren ausgebrannt. Und wenn Sie darunter bleiben, lohnt es sich nicht. Und deswegen laufen Millionen täglich durch den Wald und nehmen kein Gramm ab. Weil sie dieses Pulsband nicht kennen. Sie lernen es kennen: beim Sportmediziner, per Laktatmessung (siehe Seite 34f.).

Nicht zu schnell ...

Der richtige Pulsbereich ist der Gerade-noch-Wohlfühlpuls. Die Betonung liegt auf: gerade noch. Nicht der Wohlfühlpuls, den haben Sie vor dem Fernseher. Also ganz knapp an der anaeroben Schwelle. Dort, wo genauso viel Milchsäure gebildet wird, wie abgebaut wird. Und wenn Sie nur zwei Pulsschläge höher gehen, steigt das Laktat kontinuierlich leicht an und zerstört Muskelzellen, Leberzellen, Immunzellen etc. Und Sie verbrennen nur Zucker.

Darum walken Sie lieber

Und hier, genau hier liegt der Hase begraben: Wenn Sie zu viele Kilos mitschleppen oder zu wenig Kondition haben, können Sie gar nicht laufen. Da macht Ihr Puls nicht mit. Sie kommen viel zu schnell über die anaerobe Schwelle, verbrennen Zucker. Und das wollen Sie nicht, Sie wollen Fett verbrennen. Also walken Sie. Ideal mit Nordic-Walking-Stöcken. Und wenn Sie Ihre Butterpäckchen los sind und Sie mehr Kondition haben, dann laufen Sie los. Walken ist der kluge, ist der natürliche Einstieg, um eine Fettverbrennungsmaschine zu werden. Walken, abnehmen, dann beginnen zu joggen, schneller abnehmen.

... und walken Sie nicht zu langsam

Ganz langsam spricht sich auch dieses Geheimnis herum. Bisher hat man Ihnen nämlich erzählt, dass man mit langen, langsamen Läufen Fett verbrennt. Also weit unterhalb der anaeroben Schwelle. Zum Beispiel 30 Schläge darunter. Stimmt schon. Bloß, dass Sie dadurch schlank werden, das erleben Sie in Ihrem Leben nicht mehr. Das dauert. Das dauert zehn Jahre. Die Methode stammt von Sportlern. Die sind schon schlank. Sie wollen schnellen Erfolg.

Wissen Sie Bescheid? Erst wenn Sie Ihren Grenzpuls kennen, dann ernten Sie laufend das Optimum an Fettabbau, Wohlbefinden, Gesundheit. Je näher Sie an Ihrem Grenzpuls trainieren, desto effektiver ist Ihr Training. Ihr Gewinn an Kondition, Ihr Verlust an Gewicht.

Laufen muss man lernen. Richtiges, effektives Laufen muss man lernen. Dieser Gedanke ist neu.

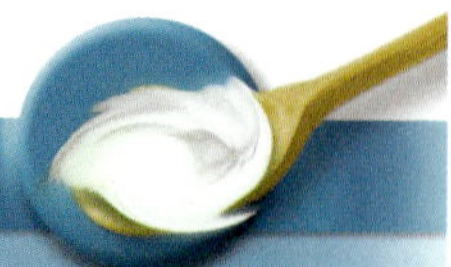

• • • nachschlag

Laufen macht schlank?

Langsame, lange Läufe – das zeigen viele Studien – sind Fastenkuren im Zeitraffertempo. Der optimale Puls setzt im Körper alle Entgiftungsaktionen in Gang. Je länger desto effektiver. Und darum laufe ich gerne 100 Kilometer: Ein Zehn-Stunden-Lauf, schreibt das Magazin Running, ist mit einer Fastenkur von rund einer Woche zu vergleichen. Was kann man da Zeit sparen!

Die schlanke Vorfuß-Technik

Laufen macht schlank? Denkste. Laufen macht die Knie kaputt. Jeder Hobbyläufer landet früher oder später beim

Orthopäden. Ein eisernes Gesetz mit ganz wenigen Ausnahmen. Warum dann nicht alle Rehe, alle Gazellen, alle Elefanten beim Orthopäden landen, ist eines der großen Rätsel der Natur. Die laufen nämlich auch täglich.

Natürlich kann man dieses Rätsel lösen: Die laufen anders. Die belasten sich nicht. Die knallen nicht mit sechsfachem Körpergewicht auf die Ferse. Sie wissen ja: »Rollen Sie mit der Ferse ab.« Ein gängiger Ratschlag, der Sie unmittelbar in die Praxis des Orthopäden führt.

Die Natur wollte uns nichts Böses

Die Natur wollte unsere Knochen und Gelenke erhalten. Trotz täglichen Laufens. Wie es Kinder tun. Und die Natur hat uns eine völlig andere Technik gelehrt: Die will ich Ihnen gar nicht erklären. Die entdecken Sie jetzt im Moment selbst, wenn Sie die Schuhe ausziehen und einmal zehn Meter losjoggen. Dann wissen Sie Bescheid. Für alle Zeit. Der Mensch ist ein federnder Läufer. Die Ferse berührt den Boden entweder gar nicht oder erst später, nach dem Aufsetzen. Wir setzen in der Regel – barfuß – mit dem Mittelfuß auf und drücken uns – hoffentlich! – mit dem Vorfuß ab. Dann benutzen wir nämlich auch unsere Muskeln.

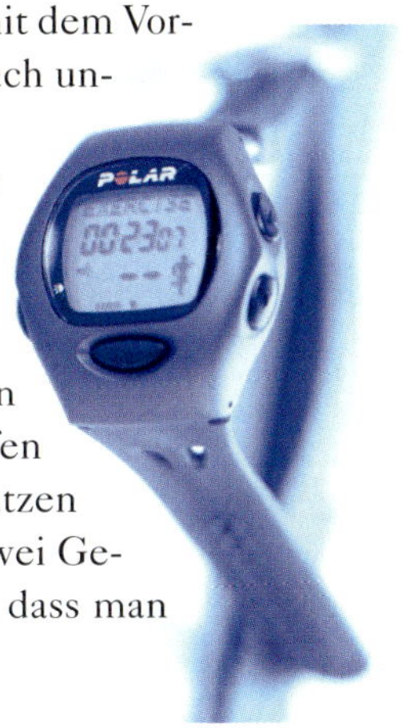

Also bitte: Laufen macht nur schlank, wenn Sie die richtige Drehzahl kennen. Den richtigen Pulsbereich. Und es macht umso schlanker, je mehr Muskeln Sie einsetzen. Wenn Sie also so laufen, wie Sie barfuß laufen würden. Ihre Muskeln wirklich benutzen und arbeiten lassen. Das sind schon zwei Geheimnisse. Immer deutlicher wird es, dass man das richtige Laufen erst lernen muss.

dos & don’ts

Laufen macht schlank: *Stimmt nicht immer. Laufen macht nur schlank in einem engen Pulsbereich. An der anaeroben Schwelle. Unter dem Grenzpuls. Laufen macht nur den schlank, der auf dem Vorfuß federt. Macht nur schlank, wenn Sie genügend von den Stoffen haben, die man eben braucht, um Fett zu verbrennen.*

dos

1 **Verbrennen Sie Fett:** Wenn Sie zu schnell walken oder laufen, Ihr Herz zu schnell schlägt, der Puls rast, dann verbrennen Sie Kohlenhydrate. Weil nicht genug Sauerstoff zur Muskelzelle kommt, Sie anaerob laufen. Sie müssen langsam laufen, unter Ihrem Grenzpuls. Und dieser ist individuell, bei einem Untrainierten kann er bei 120 Schlägen liegen, bei einem Trainierten bei 180.

2 **Walken Sie:** Wenn Sie wenig Kondition haben und/oder starkes Übergewicht, dann können Sie laufend gar nicht abnehmen. Sie bewegen sich im Lauftempo sofort über Ihrem Grenzpuls.

3 **Grenzpulsfindungsmethode für Fortgeschrittene:** Starten Sie mit Puls 120. Steigern Sie den Puls Tag für Tag um fünf Schläge, bis es nicht mehr geht. Sie keuchend am Wegrand Halt machen. Dann nehmen Sie den Puls vom Vortag, den, als es Ihnen gerade noch so richtig gut ging. Das ist Ihr Grenzpuls, unter dem Sie laufen (Anfänger siehe Seite 48).

4 **Verstehen Sie den Trick Pulsband?** Ihr Herz schlägt, das fühlen Sie am Handgelenk. In einem Pulsbereich von fünf bis zehn Schlägen unter dem Grenzpuls verbrennen Sie, wenn

Sie sich bewegen, optimal Fett. Wenn Sie diesen Bereich minimal überschreiten, überschwemmen Sie Ihren Körper mit dem Leistungskiller Milchsäure. Und Sie verbrennen kein Gramm Fett. Unter diesem Pulsband kurbeln Sie Ihre Fettverbrennungsmaschine nicht optimal an.

5 **Gehen Sie zum Sportmediziner:** Mit einem Belastungstest auf dem Fahrradergometer bestimmt er Ihren Grenzpuls. Den Puls, bei dem Sie von Fettverbrennung auf Kohlenhydratverbrennung umschalten. Den Puls, bei dem Sie mehr Milchsäure produzieren, als der Körper wegschaffen kann. Der Wert heißt Laktat 4.

6 **Gehen Sie nach sechs Monaten wieder zum Sportmediziner:** Durch Kondition verschiebt sich Ihr Grenzpuls nach oben. Nach vier bis acht Wochen kann es sein, dass Sie vom Walken unterfordert sind und von selbst loslaufen. Sie können plötzlich schneller laufen.

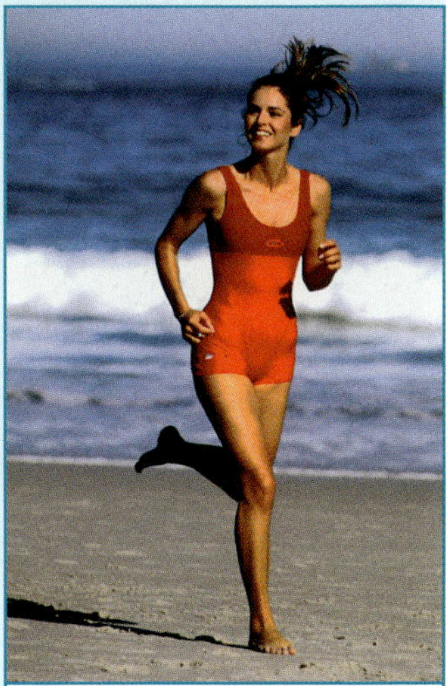

Laufen macht nur dann schlank, wenn man sich im richtigen Pulsbereich befindet.

7 **Finden Sie Ihr Pulsband täglich neu:** Ihr Herz tanzt. Der Puls ist nichts Konstantes. Nutzen Sie Ihren körpereigenen Drehzahlbegrenzer. Wer beim Laufen über zwei Schritte einatmet und über drei Schritte ausatmet, bewegt sich im Sauerstoffüberschuss und ist ziemlich sicher am idealen Fettverbrennungspunkt.

dos & don'ts

8 Zu viele Pfunde, zu wenig Kondition? Dann walken Sie. Sie können nicht laufen. Da macht der Puls nicht mit. Er schnellt zu schnell hoch. Nordic-Walking mit Stöcken ist der natürliche Einstieg, eine Fettverbrennungsmaschine zu werden. Ist das Fett erst weg, können Sie joggen und schneller abnehmen.

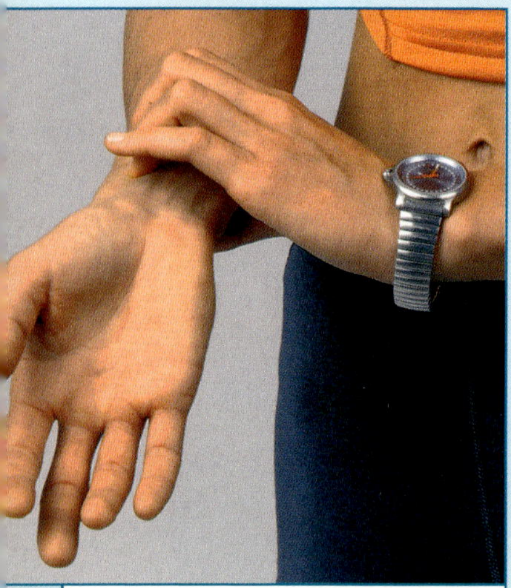

Gewusst wie! Erlernen Sie erst mal in aller Ruhe, Ihren Puls zu ertasten.

9 Trainieren Sie unter dem Grenzpuls: Anfänger trainieren zehn Schläge unter dem Grenzpuls. Nach vier Wochen tastet man sich laufend näher an den Grenzpuls heran.

10 Laufen Sie einmal kurz, jetzt gleich, barfuß: Dann wissen Sie, was richtiges Laufen ist. Sie trippeln wie ein Kind auf dem Vorfuß. Natürlich. Die Natur will uns nichts Böses. Sie will unsere Bandscheiben und Gelenke erhalten.

11 Werden Sie wieder zum federnden Läufer: Mit der Ferse aufknallen ist nicht natürlich. Der Mensch ist ein federnder Läufer. Die Ferse berührt den Boden entweder gar nicht oder erst später, nach dem Aufsetzen. So spannen Sie die Muskeln an und verbrennen Fett. Und Sie schonen die Gelenke.

12 Sehen Sie das Vorfuß-Laufen als langfristiges Ziel: Anfangs zwickt die Wade, weil Sie Ihre Wadenmuskeln lange nicht benutzt haben. Deshalb eine Minute täglich auf dem Vorfuß tippeln, später zwei, dann fünf Minuten. Und irgendwann können Sie auch eine halbe Stunde elastisch auf dem Vorfuß federnd laufen.

13 **Messen Sie:** Gehen Sie zum Arzt und lassen Sie ihn einen Blick in Ihr Blut werfen. Ihre Zellen brauchen Carnitin, Ferritin, Phosphat, Chrom, Vitamin C, Taurin, Magnesium, Selen. Sonst verbrennen sie nämlich kein Fett. Und das wollen Sie doch nicht!

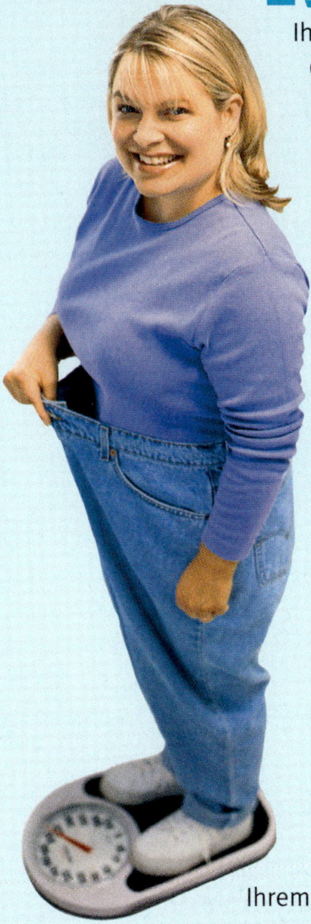

don'ts

1 **Walken oder laufen Sie nicht zu schnell:** Eigentlich ist es ganz einfach! Der richtige Puls ist der Gerade-noch-Wohlfühlpuls.

2 **Walken oder laufen Sie nicht zu langsam:** Wer weit unter der anaeroben Schwelle läuft, zum Beispiel 30 Schläge darunter, der verbrennt Fett. Aber das dauert leider ziemlich lange. Und dass Sie dadurch schlank werden, erleben Sie in Ihrem Leben nicht mehr.

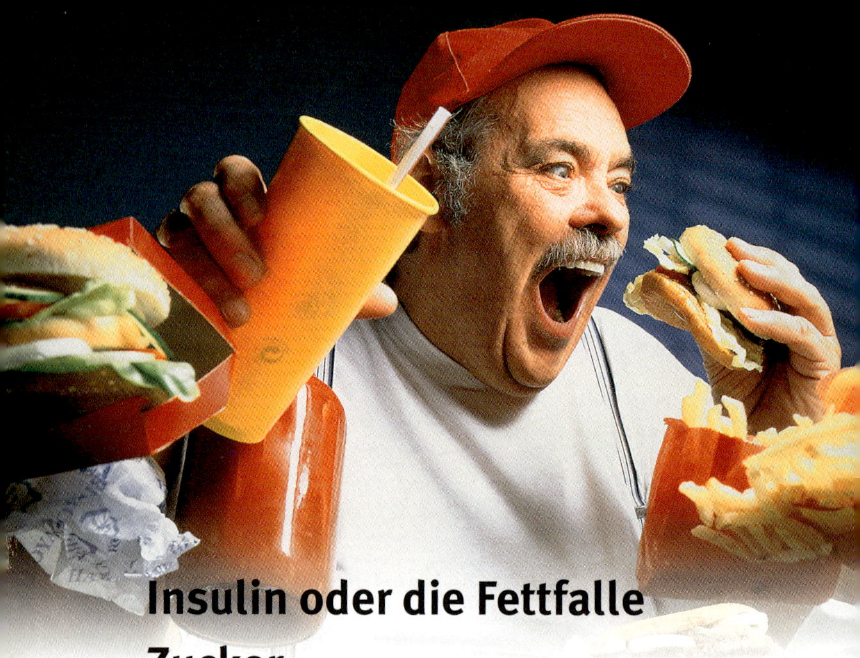

Insulin oder die Fettfalle Zucker

Kürzlich las ich eine hübsche Zeitungsmeldung: Die Elefantendame Koala speckte binnen vier Monaten 500 Kilo ab. 500 Kilo! Das ist doch sensationell! Welches Geheimnis steckt wohl dahinter? Ganz einfach: Die brasilianischen Pfleger im Zoo in Rio de Janeiro strichen ihr das Brot vom Speiseplan. Und schon wurde Koala eine schlanke Dickhäuterin. Damit sie nicht mehr zuspeckt, kriegt sie nun täglich 150 Kilo Gras, Gemüse und Früchte. Da muss ich einfach schmunzeln: Kohlenhydrate reduzieren funktioniert halt immer. Und davon lesen Sie jede Menge in diesem Kapitel. So viel sei schon verraten: Übergewicht ist eine Sache der Hormone. Die Hauptrolle spielt das Blutzuckerhormon Insulin.

Der Kampf um Fettaugen und Zuckerwürfel

Weil wir alle fleißig Fett gespart haben, light gegessen haben, Fettaugen gezählt haben, sind Normalgewichtige in

Deutschland mittlerweile in der Minderheit. Warum? Weil wir Fett sparen und uns mit Kohlenhydraten mästen. Kohlenhydrate (Weißbrot, Nudeln, Kartoffeln, Zucker, Süßes, Fertigprodukte, Bier, Limonaden und Fruchtsaftgetränke) locken das Fettspeicher- und Heißhungerhormon Insulin. Und solange Insulin im Blut schwimmt, kann der Körper kein Fett abbauen. Insulin bremst die Lipolyse, den Fettabbau, sagt der Fachmann. Ein biochemisches Gesetz des Körpers. Und noch schlimmer: Schwimmt zu viel Zucker im Blut, macht uns das alt und krank.

Sie brauchen 100 Gramm Kohlenhydrate …

Es sagt zwar mancher Forscher: Der Bedarf an Kohlenhydraten für den Körper sei gleich Null, weil Kohlenhydrate keine Baustoffe sind. Also weder Ihre Muskeln, noch Ihre Haare, noch Ihr Herz, noch Ihre Hormone bestehen aus Kohlenhydraten. Sie bestehen aus Eiweiß. Und hinzukommt: Liegen keine Kohlenhydrate auf dem Teller, schlägt der Körper einfach andere Stoffwechselwege ein, um die für das Gehirn notwendigen Zuckermolekülchen herzustellen. Fest steht: Sie brauchen Kohlenhydrate. Wie Ihre Höhlenahnen. Die haben auch ganz gern süße Früchte gegessen. Die kannten zwar keine Kartoffeln, kein Getreide, kein Bier. Aber süße Früchte und stärkereiche Wurzeln. Sie müssen Kohlenhydrate also nicht meiden. Denn wenn Sie das tun, weil Sie beispielsweise nulldiäten, dann bildet der Körper Zucker fürs Gehirn aus Aminosäuren. Dafür baut er Muskeln ab. Und das wollen Sie nicht. Denn Muskeln sind der einzige Ort, der in nennenswertem Maße Fett verbrennt. Also: Kohlenhydrate meiden ist keine gesunde, langfristige Lösung. Sie brauchen etwa 100 Gramm täglich fürs Gehirn. Freilich, wenn Sie Marathonläufer sind, dann brauchen Sie auch noch ein bisschen für

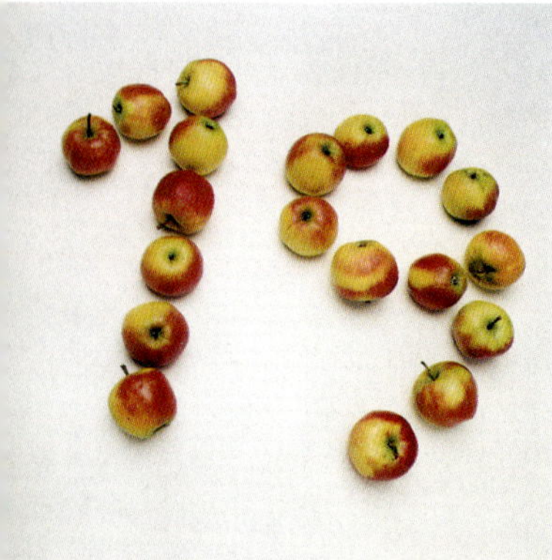

19 Äpfel = 55 Prozent Kohlenhydrate

die Muskeln. Aber wenn Sie abnehmen wollen, sind, bis Sie Marathon laufen, 100 Gramm mit Sicherheit genug.

Ihr Vorrat liegt in der Leberschublade

Alle Kohlenhydrate der Nahrungsmittel, egal ob die aus Schokolade, Erdbeeren, Müsli-Riegel, Pasta oder Limonade, werden in Mund und Bauch erst einmal in Glukose (Traubenzucker) zerlegt – und diese schwimmt dann im Blut. Damit immer genug von dem wertvollen Energielieferanten zur Verfügung steht, hat die Natur den Traubenzuckervorrat nicht in der Schreibtischschublade, sondern im Muskel und der Leber vorgesehen – einen Speicher namens Glykogen. Der wird mobilisiert, wenn der Blutzuckerspiegel sinkt. Im Körper steckt ein Vorrat von 400 Gramm Glykogen. Etwa 1600 Kilokalorien. Und wer die Muskeln nur spärlich einsetzt, also Kopfarbeiter ist, der verbraucht etwa 100 Gramm pro Tag. 400 Kohlenhydrat-Kilokalorien. Und die liefern sechs Äpfel oder ein Liter Cola, zwei Stück Sachertorte oder vier Scheiben Toast mit Marmelade. Und diese 100 Gramm lohnt es sich langsam über den Tag verteilt aufzufüllen, denn die verbrauchen Sie ja auch. Nur: Sie essen wahrscheinlich viel mehr Kohlenhydrate als 100 Gramm.

Blick in die Forschung: Kohlenhydrat- kontra Fettdiät

Die Forschergruppe um Linda Stern und Frederick Samaha vom Philadelphia Veterans Affair Medical Center untersuchte 132 Freiwillige. Sie wogen alle etwa 130 Kilo und litten bereits unter Diabetes oder Stoffwechselstörungen. Die Hälfte bekam die gängige Ernährungsberatung und lernte, 500 Kalorien pro Tag einzusparen und das Fett unter 30 Prozent zu drücken. Die andere Hälfte bekam den Rat, weitgehend auf Reis, Brot, Nudeln, Kartoffeln zu verzichten. Und dafür Fisch, Geflügel, Fleisch, Eier, Milchprodukte, stärkefreies Gemüse und Obst zu essen. So viel sie wollten.

Das Ergebnis: Nach sechs Monaten hatten die Teilnehmer, die auf Kohlenhydrate verzichteten, deren Fettverzehr auf über 40 Prozent stieg, sechs Kilo weniger. Die Fettsparer kamen gerade mal auf zwei Kilo weniger.

Und was konnten die Forscher im Blut der Kohlenhydratmeider lesen? Das schlechte LDL-Cholesterin sank. Das gute HDL-Cholesterin stieg an. Die Blutzuckerwerte normalisierten sich. Viele der Teilnehmer konnten auf ihre Medikamente ganz oder teilweise verzichten.

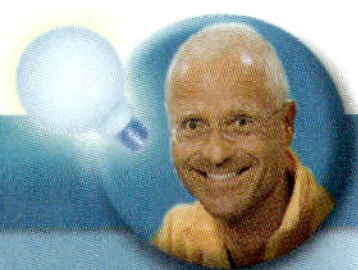

••• gut zu wissen

Wertvolle Meinungen

Prof. Hans-Georg Joost, Wissenschaftlicher Vorstand des Deutschen Instituts für Ernährungsforschung in Potsdam-Rehbrücke, sagte der Presse: »Ich glaube, dass unsere bisherigen Ernährungsempfehlungen überdacht werden müssen. Es kann sein, dass wir in die falsche Richtung gegangen sind.« Er verabschiedet sich von der Empfehlung, dass man weniger als 30 Prozent Fett aufnehmen soll.

Das Dickhormon Insulin

Fest steht: Fett macht fett. Stimmt. Banal. Wenn Sie Fett essen, werden Sie dick. Basiswissen des Deutschen. Nur, wenn ein dicker Mensch meine Praxis betritt, kümmere ich mich als Erstes um etwas anderes. Sein Insulin. Das Haupthormon der Dicken.

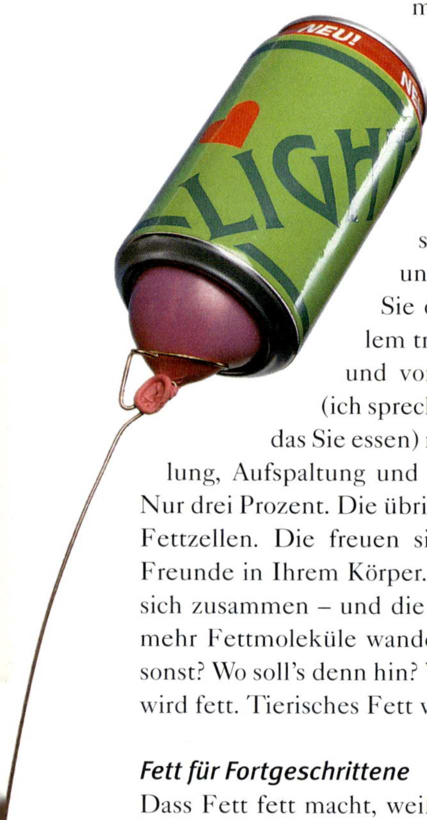

Fett für Anfänger

Wenn Sie genügend Wurst, fettes Fleisch, Pommes frites in sich hineinstopfen, werden Sie unweigerlich dick. Warum werden Sie dick durch Fett? Weil Sie vor allem träges Fett essen (siehe Seite 101) und von 100 Gramm gegessenem Fett (ich spreche von tierischem Fett, dem Fett, das Sie essen) nur drei Gramm für die Umwandlung, Aufspaltung und den Einbau verbraucht werden. Nur drei Prozent. Die übrigen 97 Prozent gehen voll in Ihre Fettzellen. Die freuen sich schon. Begrüßen die fetten Freunde in Ihrem Körper. Schütteln sich die Hand, setzen sich zusammen – und die Fettzellen schwellen an. Immer mehr Fettmoleküle wandern in Ihre Fettzellen. Wie auch sonst? Wo soll's denn hin? Verdampfen? Nein: Wer Fett isst, wird fett. Tierisches Fett wohlgemerkt.

Fett für Fortgeschrittene

Dass Fett fett macht, weiß jeder. Aber dass es noch einen sehr viel besseren Trick gibt, spricht sich erst seit neuestem herum. Zucker und Stärke machen fett. Viel besser. Viel schneller. Viel effektiver. Das wissen die Amerikaner. Die sind uns hier – wie so oft – um Jahre voraus. Die werden fett durch Zucker und durch die weißen wabbeligen Brötchen rund um das Hack. Nur eben anders fett. Wenn Sie in diese Wabbelschwabbelmassen eines Zuckergemästeten einmal mit dem Zeigefinger hineinpieksen, dann versinken Sie bis zum Handgelenk. Eine herrlich weiche, nachgiebige Schwabbelmasse. Weiches Kuschel-Zuckerfett. Wie das zustande kommt, ist klar. Der typische Zucker in den USA heißt Cola. Heißt wabbelweißes Brot. Heißt herrliche Eiscreme. Zucker in Unmengen stimuliert seit frühester Jugend – also schon mit vier Jahren – ein Hormon. Das heißt Insulin, und das stopft Fett in die Fettzellen. Und siegelt sie zu. Was einmal drin ist, kann nicht mehr raus. Da können Sie Marathon laufen – und nehmen nicht ab. Fazit: Anfänger essen Fett, Könner essen Zucker. Der Überflieger natürlich beides: Hamburger, Torte, Knödel mit Braten. Das tierische Fett für die schluckgierige Zelle auf der Hüfte und den Zucker, der es da ganz schnell hineinschickt und einsperrt.

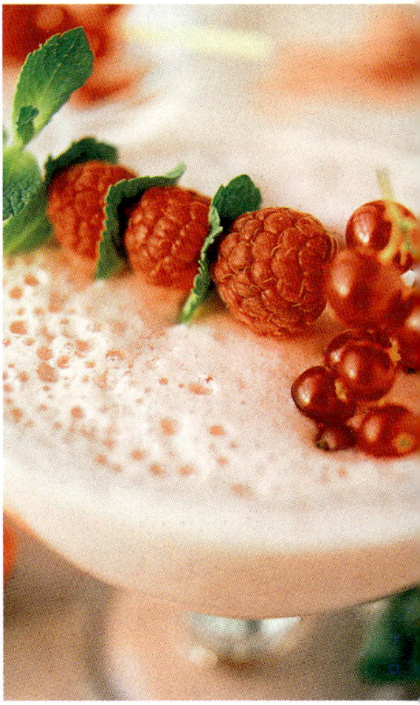

So köstlich kann Schlankkost sein: ein Eiweißshake aus Jogurt und Beeren.

Die Kohlenhydratmast

Wie mästet man Schweine? Mit Kohlenhydraten, ganz natürlich: mit Mais und Kartoffeln. Und illegal: mit Hormonen. Sie machen das Schwein den ganzen Tag hungrig, lassen Pfunde wuchern und sperren das Fett in den Fettzellen ein. Wie mästet man Menschen? Im Prinzip genauso. Glauben Sie nicht? Dann werfen Sie einen Blick nach Übersee: In den USA schrumpfte die Fettaufnahme seit 1960 von 42 auf 36 Prozent der täglichen Kalorien. Nur: Die Menschen nahmen zu. Mutierten zur üppigsten Gesellschaft auf unserem Planeten. Da wachten die Wissenschaftler auf. Sie sagten sich: Da stimmt doch was nicht. Die Leute essen weniger Fett und werden dicker und dicker. Das passt doch nicht. Sind vielleicht doch Kohlenhydrate an den wuchernden Pfunden schuld? Ja. Sind sie. Eigentlich wird es Zeit, dass Gesundheitsminister warnen: Der Verzehr von Fertigprodukten, Zucker und Weißmehl gefährdet Ihre Gesundheit.

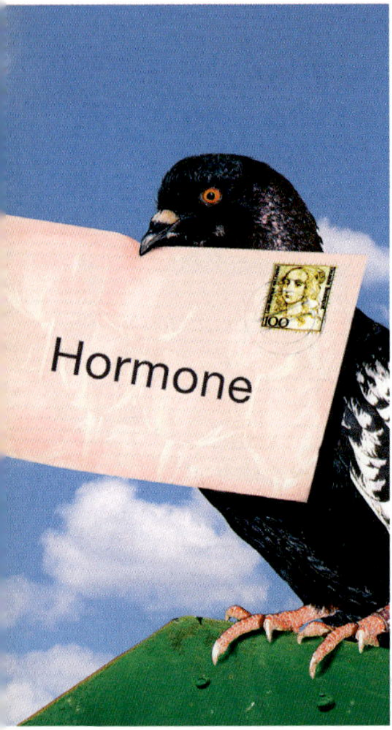

Das ist wissenschaftlich verbrieft: Hormone trimmen den Stoffwechsel in Richtung schlank oder Übergewicht.

Insulin schafft den Zucker aus dem Blut

Quer über zwei Drittel Ihres Oberbauches zieht sich eine 90 Gramm leichte Hormonfabrik: die Bauchspeicheldrüse. Ihre so genannten Langerhansschen Inselzellen produzieren Insulin und schicken es ins Blut. Insulin ist, guckt man es genauer an, wie alles Wichtige im Körper ein Eiweiß, eines aus 51 Aminosäuren. Insulin bestimmt über Ihr Schicksal: dick oder dünn, krank oder gesund, jung oder alt. Das Hormon schließt die Körperzellen auf, damit der Zucker aus dem Blut eindringen kann und dort in den kleinen Brennöfchen, den Mitochondrien, in Energie verwandelt wird. Insulin schafft also den Zucker aus dem Blut und senkt den Blutzuckerspiegel. Unglaublich wichtig. Denn tut Insulin das nicht, bleibt der Zucker im Blut, zerstört Gefäße und Nerven, und der Urin riecht honigsüß. Ärzte nennen das dann Diabetes mellitus (mel=Honig), Zuckerkrankheit. Die Folgen: Zerstörte kleine Blutgefäße führen zur Erblindung, zu kaputten Nieren (Dialyse), und nicht selten muss das Bein ab. Zerstörte große Gefäße führen zu Herzinfarkt und Schlaganfall.

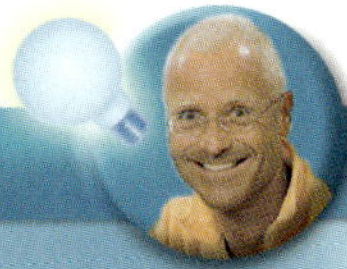

••• gut zu wissen

Diabetes ist hausgemacht

Insulin ist lebenswichtig. Ohne Insulin liegt unser Energiehaushalt darnieder. Und wenn Insulin versiegt, weil wir es zu oft locken, dann erkranken wir an Diabetes. Die WHO (Weltgesundheitsorganisation) rechnet bis zum Jahr 2025 mit weltweit rund 300 Millionen Diabetikern. Und in neun von zehn Fällen ist der Diabetes hausgemacht.

Insulinresistenz: das ungehörte Hormon Insulin

Hinter einem dicken Bauch verbirgt sich oft eine Insulinresistenz. Wer unablässig Insulin lockt, der ärgert seine Zellen so, dass sie irgendwann nicht mehr auf das ständig anklopfende Insulin hören, sie sind gegen seine Botschaft resistent. Sie sagen: Lass mich in Ruh. Und die Bauchspeicheldrüse produziert immer mehr Insulin. Und es kreist und kreist im Blut. Man spricht von Insulinresistenz. Jeder vierte Deutsche hat sie schon. Und die führt in den Diabetes. Denn irgendwann stellt die Bauchspeicheldrüse die Insulinproduktion erschöpft ein. Die gute Nachricht: Insulin-

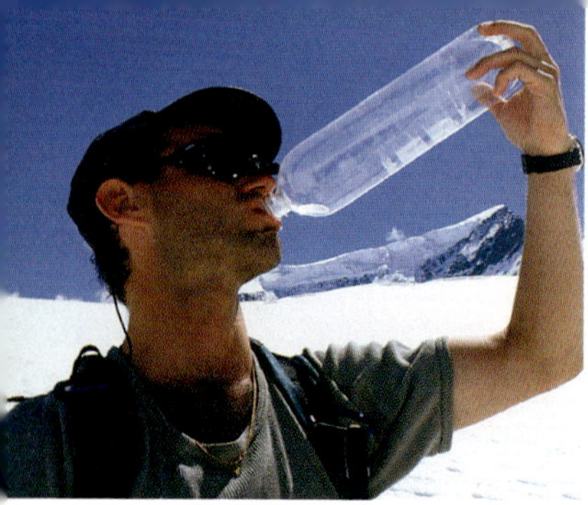

Wer nicht trinkt, hat schon verloren! Flüssigkeitsmangel lässt den Zuckerstoffwechsel entgleisen.

resistenz können Sie rückgängig machen. Die Formel heißt: Bewegung (siehe nächste Seite) plus viel trinken plus Chrom.

Messen Sie! Was Ärzte leider nicht immer tun

Sicher haben Sie schon mal einen Bluttest machen lassen. Und da steht auch Ihr Nüchtern-Blutzuckerspiegel drauf. Der Zuckerwert, den Sie haben, wenn Ihnen der Arzt morgens auf nüchternen Magen Blut abnimmt. Weil Sie dieses Buch in der Hand halten, gehe ich davon aus: Er ist hochnormal. So um die 100 Milligramm/Deziliter. Ihr Arzt hat gesagt: Blutzucker ist okay. Nun: Ihr Insulin hat eine ganze Nacht lang Zeit gehabt, den Blutzucker zu normalisieren. Aber wie sieht es nach dem Frühstück aus? Hat Ihr Arzt das Marmeladenbrötchen in seine Untersuchung mit einbezogen? Nein. Das tun nur wenige. Der Nüchtern-Blutzucker ist im Grunde ein veraltetes Messinstrument und sagt nichts über Ihr wahres Risiko aus. Anders der Orale-Glukose-Toleranztest. Der Arzt gibt Ihnen im nüchternen Zustand ein Glas Zuckerwasser (75 Gramm Glukose) – und misst den Blutzucker noch ein paar Mal. Liegt er nach zwei Stunden unter 140 Milligramm/Deziliter, ist alles okay. Wenn nicht, dann leiden Sie bereits unter einer Insulinresistenz. Die kann man heute auch aufspüren über die Messung von Proinsulin oder den Nüchtern-Insulinspiegel oder die Adiponektin-Messung. Das müssen Sie Ihrem Arzt nur sagen …

Chrom gegen Insulinresistenz

Die Natur hält ein Element bereit, das den Blutzucker normalisiert. Chrom entlastet das Insulin in seiner Arbeit. Die

Bauchspeicheldrüse muss weniger Insulin produzieren. Die Rezeptoren an den Zellen können sich erholen. Die Insulinresistenz verschwindet. Die Fettzellen geben ihre Fettmoleküle zur Verbrennung her. Chrom macht schlank. Übergewichtige haben häufig einen Chrommangel. Lassen Sie doch einmal beim Arzt den Chromspiegel im Blut messen. Und holen Sie sich ein Chrompicolinat in der Apotheke: Sie brauchen täglich 150 bis 250 Mikrogramm. Sie essen aber nur 40 Mikrogramm.

Trinken Sie

Verliert der Körper Wasser – und das tut er, wenn Sie nicht regelmäßig trinken, schrumpfen die Zellen. Gleichzeitig verringert sich die Wirkung von Insulin. Ein Teufelskreis für Diabetiker. Denn sie scheiden sowieso viel Wasser über die Nieren aus und geraten viel leichter in einen Flüssigkeitsmangel. Die Zellen schrumpfen, und das eh kaum erhörte Insulin wird noch weniger erhört. Die gute Nachricht, die aus der Frohmedizin: Reichlich trinken kann einen entgleisten Zuckerhaushalt normalisieren.

Und laufen Sie

Während Sie langsam, locker, lächelnd beim richtigen Puls dahinlaufen oder stramm walken, sinkt der Blutzucker- und der Insulinspiegel. Der Muskel entwickelt einen richtigen Appetit auf Zucker und holt sich kontinuierlich Nachschub aus dem Blut. Dann macht sich auch das arbeitslose Insulin davon. Studien zeigen: Der Insulinspiegel ist nach dem Joggen halb so hoch. Messe ich täglich. Und freu mich. Auch der Insulinresistenz laufen Sie einfach davon. Weil Bewegung die abgestumpften Rezeptoren an der Zelle wieder schärft. Die Zellen reagieren wieder auf Insulin. Und die Hüften bleiben schmal. Die Nurse's Health Study mit 70 000

Krankenschwestern zeigt: Täglich walken halbiert das Risiko, einen Diabetes mellitus zu entwickeln. Na, das ist doch was, oder?

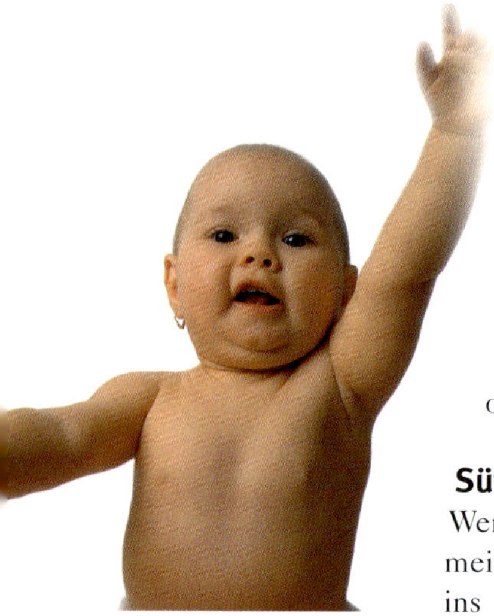

Wir lieben süß. Denn auch die Muttermilch ist süß. Darum lacht das Baby, wenn es die Brust sieht.

Süßsucht und Heißhunger

Wer den Morgen süß beginnt, steigt meist auch mit einer Tafel Schokolade ins Bett. Carbohydrat Craving (Kohlenhydrat-Abhängigkeit) sagen die Amerikaner zu diesem Phänomen. Der erste Grund: Geht dem Gehirn sein Lebenselixier Zucker aus – und das passiert paradoxerweise häufig, wenn wir viel Süßes essen –, zwingt es uns, etwas Süßes zu essen. (Süß heißt nicht nur Schokolade und Limonade, sondern immer auch andere schnelle Kohlenhydrate: Weißmehl, Fertigprodukte, Kartoffeln etc.) Süß macht aber auch noch aus einem anderen Grund süchtig. Nicht nur im Rattenversuch: Wissenschaftler der Princeton-Universität fütterten Ratten über ein paar Wochen mit einer zuckerhaltigen Lösung. Abrupt entzogen sie das süße Glück. Und prompt reagierte die Ratte mit Zähneklappern, Quietschen, Unruhe und Angst. Als man ihr dann ein neues Näpfchen mit Zuckerlösung gab, verschlang sie ein Drittel der Tagesration in der ersten Stunde. Der Grund für dieses Verhalten heißt: Dopamin, ein körpereigenes Opeoid. Der Botenstoff im Gehirn, aus dem die Süchte sind. Er macht nach Drogen und nach Süßgenuss einfach zufrieden. Und bei Entzug: ungenießbar. Die Ratte und den Menschen. Nun muss es nicht mal Zucker sein – auch Süßstoff löst die Lust auf mehr aus.

Warum Kohlenhydrate heißhungrig machen

Glukose-Bausteinchen dringen ins Blut. Das tun sie, je nachdem, was auf dem Teller liegt, langsam und kontinuierlich oder schnell und massiv. Langsam ist kein Problem. Das entsorgt die Bauchspeicheldrüse. Sie essen ein Vollkornbrot, einen Apfel, trinken ein Glas frisch gepressten Fruchtsaft, und die Zuckerteilchen traben langsam, locker, lächelnd an. Für jedes Glukosemolekülchen eilt ein Insulinmolekülchen herbei und schafft es weg. Der Blutzuckerspiegel bleibt relativ konstant. Versorgt das Gehirn mit Energie. Und falls dem Gehirn mal der Zucker ausgeht, dann wird halt ein bisschen Zucker aus dem Leberspeicher mobilisiert.

Auf in den süßen Kampf

Anders verhält es sich bei den Kohlenhydraten, die der Körper nicht kennt: Kommt ein Softdrink daher (eine Erfindung des letzten Jahrhunderts, die unsere Bauchspeicheldrüse nicht kennt), überschwemmt dieser das Blut mit Zucker, die Bauchspeicheldrüse erschrickt und schickt eine ganze Armee von Insulinmolekülen in den süßen Kampf – mehr als Zuckermoleküle zum Wegschaffen zur Verfügung stehen. Der Zucker wird schnell abgebaut, und weil so viele Wegschaufler arbeiten, sinkt er unter sein normales Niveau. Plötzlich ist zu wenig Zucker im Blut – das Gehirn mag das gar nicht. Es ist abhängig von Zucker, reagiert auf seine plötzliche Abwesenheit: Nervosität, Konzentrationsschwäche, Zuckerlust und Müdigkeit.

Sie müssten sich hinlegen ...

... und schlafen. Und warten, bis Ihr Organismus seinen eigenen Zucker fürs Gehirn mobilisiert. Das tut er nämlich, wenn Sie ihm Zeit lassen. Nur im Job sieht das nicht gut aus, wenn Sie alle zwei Stunden nach Kohlenhydratgenuss den Kopf auf den Schreibtisch legen und warten. Viel einfacher ist es, zum Riegel zu greifen, die Cola zu trinken … und auf diese Weise immer wieder Ihre Bauchspeicheldrüse zu erschrecken und das Dickhormon Insulin zu locken. Das Wort »Softdrink« können Sie ersetzen durch: Weißbrot, Fruchtnektar, Cornflakes, Fertigprodukte, Süßigkeiten, Schokolade, Kartoffeln, Knäckebrot, Marmelade, Torten, Pfannkuchen, Knödel, Ketchup, Wassermelone, Bananensplit – und alle anderen Lebensmittel mit hohem glykämischen Index, hohem GLYX.

••• nachschlag

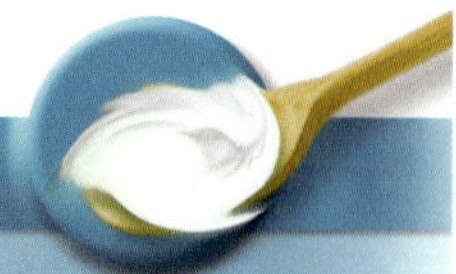

Reagieren alle Menschen gleich?

Nein. Die Natur ist nicht immer gerecht. Jeder Vierte reagiert auf Kohlenhydrate normal. Auch wenn Sie eine Literflasche Zuckerlösung trinken, rastet die Bauchspeicheldrüse nicht aus. Der Insulinspiegel steigt nicht rapide an. Sondern normal. Diese Menschen können im Glück des Süßen schwelgen, ohne dick zu werden. So ein Mensch kann man aber werden. Laufen Sie.

Die Kohlenhydrate und GLYX

So unterschiedliche Dinge wie Schokolade, Erdbeeren, Erbsen, Getreidebratling, Orangennektar, Honig, Müsliriegel, Spaghetti liefern Kohlenhydrate. Dahinter steckt eine Kette von vielen oder wenigen Zuckerbausteinchen, die der

Körper zerhackt, dann schwimmt nur noch Glukose im Blut. Und die Glukose wird von dem Speicherhormon Insulin aus dem Blut in die Zellen zur Verbrennung geschickt. Also Chemiker sehen das so:

Monosaccharide: die kleinsten Zuckerbausteinchen. Die Glukose (Traubenzucker), die Fruktose (Fruchtzucker, aus Obst), die Galaktose (Milchzucker, aus Milch und Milchprodukten).

Gute Monosaccharide: Der Traubenzucker lockt viel Insulin, weil er schon die richtige Häppchengröße für die Zelle hat. Fruchtzucker und Milchzucker müssen erst in der Leber in das gerechte Zellhäppchen umgewandelt werden. Sie locken wenig Insulin. Weswegen die meisten Früchte und Milchprodukte nicht dick machen.

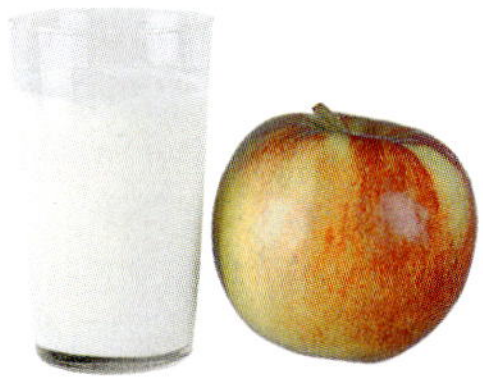

Haushaltszucker: ein Zweifachzucker mit einem Teil Fruktose und einem Teil Glukose. Da Fruktose erst noch in der Leber für die Zelle aufbereitet werden muss, lockt er nicht ganz so viel Insulin wie Traubenzucker.

Milchzucker: Laktose ist ebenfalls ein Disaccharid, aus einem Teil Glukose und einem Teil Galaktose. Auch sie lockt Insulin, aber lange nicht so stark wie Haushaltszucker. Milchprodukte locken also nur ganz wenig Insulin.

Stärke: ein Polysaccharid. Also eine Kette von Tausenden von Einzelzuckern – und zwar von Glukosemolekülen. Hauptstärkelieferanten: Getreide, Kartoffeln. Enzyme spalten die Stärke schon im Mund klein, weshalb Weißbrot nach etwas Kauen süß schmeckt. Und dann nichts anderes ist als Zucker. Und – das ist neu: Die lange als gesund gelobten »komplexen Kohlenhydrate« muss man neu definieren. Denn Stärke kann nämlich mit ihren Glukosemolekülen schnell ins Blut dringen, viel Insulin locken. Die Stärke der

Kartoffel wird im Mund zum puren Zucker und dringt schnell ins Blut. Kartoffeln locken viel Insulin, genauso wie Weißbrot. Auch beim Vollkorn gibt es Unterschiede. Ein Brot aus Vollkornschrot lockt weniger Insulin als ein Brot aus Vollkornmehl. Die größte Überraschung steckt in der Nudel. Die al dente gekochte Spaghetti aus Hartweizengrieß dringt eher langsam ins Blut. Für Pastafreunde ein Jubelgrund.

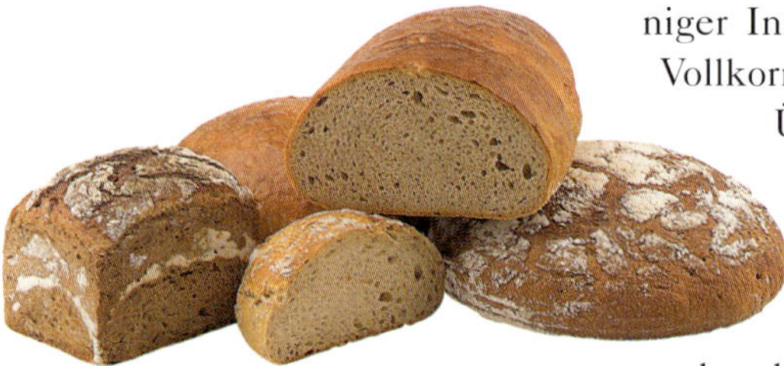

Ballaststoffe: Unverdauliche Nahrungsbestandteile, Futter für die Darmflora. Die wichtigsten heißen: Zellulose, Hemizellulose, Pektin und Lignin. Sie sorgen dafür, dass Zucker und Stärke der Lebensmittel nicht so schnell ins Blut schießen.

Die Sache mit dem GLYX

Während Deutschland »light« und »low fat« verschlang, legte ein Dr. Jenkins von der Universität in Toronto einen anderen Maßstab an Lebensmittel an. Er bewertete sie nicht nach Fettaugen, sondern nach dem glykämischen Index (GI) – einem Zuckerfaktor. Der misst den Einfluss eines Lebensmittels auf den Blutzuckerspiegel. Den Einfluss auf das Hormon Insulin. Lockt es viel Insulin, was dick macht. Oder lockt es wenig Insulin. Bereits in den Achtziger Jahren gab Dr. Jenkins Obst, Gemüse, Schokolade, Brötchen & Co. einen Wert von 1 bis 100. Nun empfahl er seinen Patienten Lebensmittel mit einem niedrigen Zuckerfaktor (GI) – und siehe da, die Pfunde purzelten. Und langsam zog der GI weltweit in die Forscherstuben ein.

Freilich, in der Schweiz, in Österreich und Deutschland heißt er längst nicht mehr GI, sondern griffiger, fröhlicher, GLYX. Die Abkürzung ist (in Angleichung an den DAX) vor ein paar Jahren einer Münchner Ökotrophologin eingefallen. Gefällt vielen, gefällt auch mir. Und ich hab sie gefragt, und sie hat gesagt, sie freue sich, wenn ich ihn in der Neuauflage dieses Buches verwende.

Verblüffende Dickmacher

Viele Jahre später – in jahrelanger mühsamer Kleinarbeit – bewerteten die australische Forscherin Prof. Jennie Brand-Miller von der Universität Sidney und Kollegen vom Prince of Wales Hospital in New South Wales Hunderte von Lebensmitteln nach dem glykämischen Index. Sie entdeckten so manch Verblüffendes: kleine Dickmacher, von denen wir das nicht vermuten. Um nur einige zu nennen: Cornflakes, Kartoffeln, Knäckebrot, Mais, Melonen oder Rosinen. Und Sie schrieben darüber ein Buch: Die Glukose-Revolution. Viele Studien bestätigten die Ergebnisse. Das kleine Molekül Glukose macht ganze Nationen dick und krank.

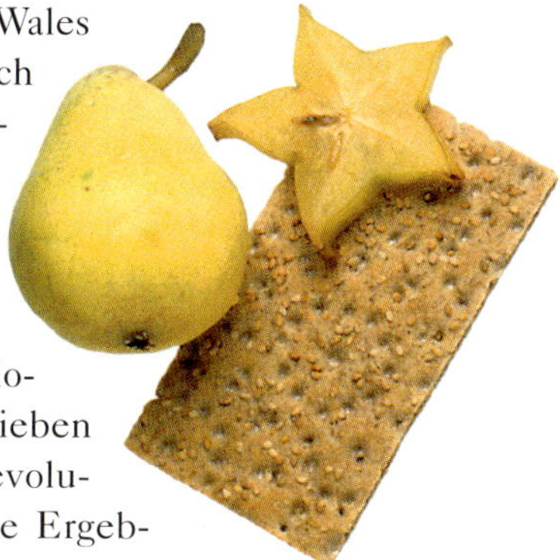

Was steckt hinter dem GLYX?

Was haben die Wissenschaftler da nur ausgetüftelt? Im Grunde ist es ganz einfach – und ziemlich genial. Wie so vieles seit der Erfindung des Rades: Man trinkt ein Glas mit 50 Gramm Traubenzucker. Und der Blutzuckerspiegel steigt flugs in rasende Höhen, weil fünf Esslöffel Traubenzucker ziemlich viel sind. Nun haben die Wissenschaftler gesagt:

Lebensmittel, die das Gleiche mit dem Blutzuckerspiegel tun wie der Traubenzucker, bekommen die Zahl 100. Und je weniger ein Lebensmittel den Zuckerspiegel hochtreibt, desto niedriger ist die Zahl. Die Testpersonen bekamen genau die Menge Kartoffeln vorgesetzt, die wie der Traubenzucker 50 Gramm Kohlenhydrate enthalten. Zum Beispiel 250 Gramm Kartoffeln oder 100 Gramm Weißbrot oder etwa eine Tafel Schokolade. Und dann hat man den Blutzuckeranstieg gemessen. Mehrmals. Und immer bei mehreren Personen. Und der Mittelwert all dieser Versuche ergibt dann den GLYX, den man in den Tabellen findet. Wie auf Seite 73ff.

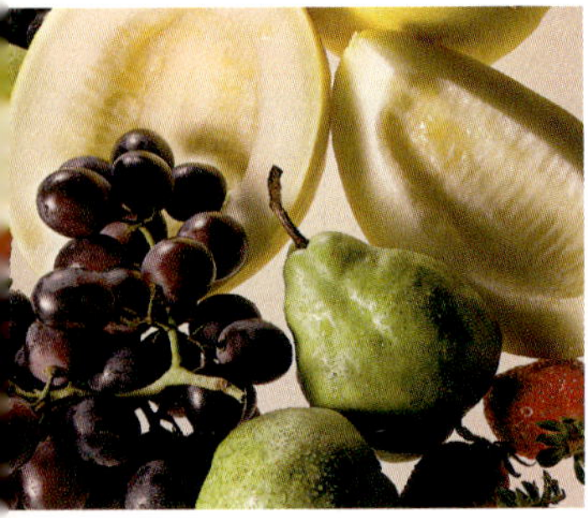

Das richtige Obst hat einen niedrigen GLYX und kaum oder gesundes Fett.

Ein Beispiel: Trauben haben einen GLYX von 46, Rosinen von 64. Weißbrot hat den GLYX von 70, Vollkornschrot 53. Pommes 75, Pellkartoffeln 62. Kirschen 20, getrocknete Datteln 103. Apfelsaftschorle 20, Bier 110. Keine Angst, ab hier verlassen wir die Zahlenebene. Man kann das nämlich viel bildlicher darstellen. In Form der Ampelfarben – Rot, Gelb, Grün.

Die einfache GLYX-Regel

- Gut sind Lebensmittel mit niedrigem GLYX, nämlich von 1 bis 50. Davon kann man essen, viel essen, sie locken kaum Insulin. In der Lebensmitteltabelle ab Seite 73 mit Grün gekennzeichnet.
- Mittel sind Lebensmittel mit einem GLYX von 51 bis 70. Davon kann man ruhig essen, nur nicht so viel – und nicht zusammen mit Fett, weil sich das sonst auf der Hüfte niederschlägt. In der Tabelle mit Gelb markiert.

- Und alles darüber, also GLYX über 70, ist purer Stress für unsere Bauchspeicheldrüse – und Mastfutter für die Fettzellen. Weil sie zu viel vom Dickhormon Insulin locken. Diese Nahrungsmittel sind in der Tabelle rot.

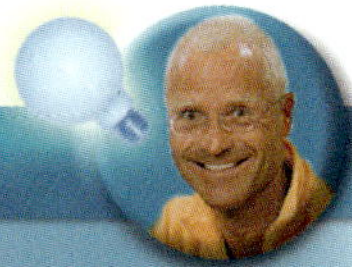

••• gut zu wissen

Die glykämische Ladung (GL)

Wissenschaftler haben das GLYX-Konzept weiterentwickelt und einen neuen Faktor kreiert, der die Menge, also die Portion, die der Mensch isst, mitbetrachtet. Sie nennen das ganze glykämische Ladung. Auf englisch: glycemic load (GL). Im GL steckt also noch drin, dass Sie genau 30 Gramm Waffeln essen, 0,25 Liter Cola trinken, 20 Gramm Schokokeks essen ... Das ist sinnvoll für Menschen, die gerne zählen wollen. Leider sagt der GL nichts über die Gesundheit eines Lebensmittels aus.

Ich will die perfekte Lösung

GLYX plus ein Auge auf das Fett. Wer sich nur an den GLYX hält – und nicht auf zu viel tierische Fette achtet, tut seiner Gesundheit auch nichts Gutes. Ab Seite 73 finden Sie die GLYX-Werte verschiedener Lebensmittel, daneben die Fettnäpfchentabelle. Halten Sie sich, wenn Sie gesund und schlank werden wollen, an GLYX-Grün. Wenn Sie etwas mit GLYX-Gelb oder -Rot essen, dann kombinieren Sie es nicht mit einem Fettnäpfchen – das schlägt sich doppelt auf der Hüfte nieder.

Die Lebensmittelpyramide

Die bunten Pyramiden kennen Sie doch. Auf jeder Stufe tummeln sich Lebensmittel, von denen man von unten nach oben viel, weniger, wenig, kaum essen darf. Während hier in der Schule noch eine alte Ernährungspyramide herumgeistert, die unseren Kindern erklärt, wie man mit Kartoffeln und Brot als Basis schön dick wird, gibt es längst eine neue Ernährungspyramide. Hat die medizinische Fakultät der Bostoner Harvard-Universität im Herbst 2001 vorgestellt. Die neue Esspyramide berücksichtigt den glykämischen Index (GLYX). Und in dieser Pyramide sieht man, leicht einprägsam, was Forever-Young-Leser schon immer wissen. Und was Carl Lewis (neun Goldmedaillen) schon immer wusste: Er aß Obst und Fisch. Gegen Erfolg lässt sich nicht argumentieren.

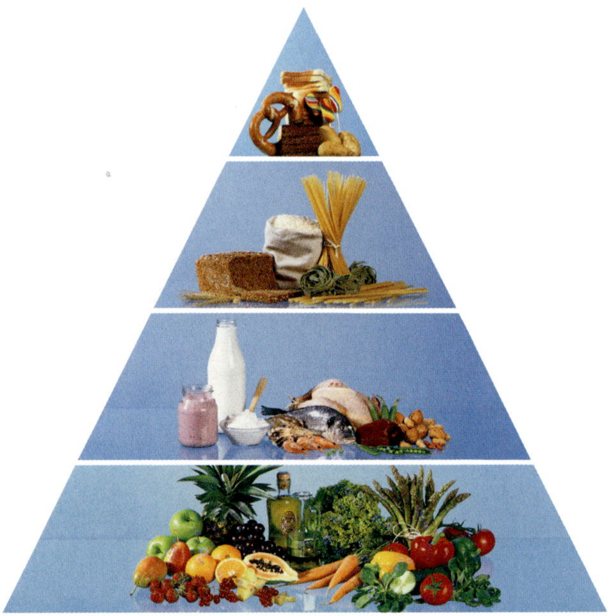

Diese Pyramide zeigt also bildhaft, wie sich der Mensch ernähren soll, der keine Lust auf Übergewicht hat, der nicht an Diabetes erkranken will, an Herzinfarkt oder Schlaganfall, an Bluthochdruck oder Krebs. Der nicht frühzeitig altern oder sogar sein Leben beenden will.

1. Stufe: Vitalstoffe satt. Immer. Jeden Tag. Hier servieren die Mediziner alles, was der Mensch braucht, um Leistung zu bringen und gesund zu bleiben – Anti-Aging-Medizin, Anti-Krebs-Medizin, Anti-Herzinfarkt-Medizin.

Die Basis unserer Ernährung sollten Obst, Gemüse und pflanzliche Öle bilden. Davon kann man so viel essen, wie man will. Denn der glykämische Index, der GLYX, ist niedrig.

2. Stufe: Eiweiß. Täglich. Hülsenfrüchte, Nüsse und Samen, Eier, Fisch, Wild, Geflügel, Fleisch und Milchprodukte sollten täglich genossen werden – in moderaten Mengen. Damit jede Körperzelle mit dem Wichtigsten versorgt wird, das sie braucht, um jung, leistungsfähig und gesund zu bleiben: Eiweiß. Auch hier stecken Lebensmittel mit einem niedrigen GLYX.

3. Stufe: natürliche Kohlenhydrate. Zurückhaltend. Von diesen Lebensmitteln sollte man kleine Mengen essen, denn sie liefern Kohlenhydrate in guter Gesellschaft mit Ballaststoffen: Vollkornbrot, Nudeln und Reis.

4. Stufe: Fabrik-Kohlenhydrate. No Nos. Diese Nahrungsmittel sollte man tunlichst meiden, um Gesundheit und Leistungsfähigkeit zu erhalten. Das sind: Weißmehlprodukte, Kartoffeln, Kartoffelprodukte, Süßwaren, süße Getränke.

Nur für Kranke?

Harvard-Mediziner empfehlen das Essen nach der neuen Esspyramide Patienten mit Übergewicht, Metabolischem Syndrom (Bluthochdruck, erhöhter Blutzucker, erhöhte Blutfette) sowie Diabetes. Ich empfehle das Essen nach der neuen Pyramide auch all denen, die diese Krankheiten nicht bekommen wollen. Warum? Weil kleine Mengen an Kohlenhydraten (Brot, Nudeln, Kartoffeln) reichen. Der Körper braucht nur Minimengen Kohlenhydrate, damit er läuft. 70 bis 100 Gramm reichen im Grunde aus. Und das liefern locker die Lebensmittel auf der untersten Stufe der Pyramide: Gemüse und Obst – pure Frohmedizin. Und wenn Sie dann noch kleine Beilagen aus der dritten Stufe von den gesunden Kohlenhydraten namens Reis, Nudeln, Vollkornbrot essen, oder auch mal zwei Kartoffelchen, gehen Ihnen bestimmt nicht die Kohlenhydrate aus.

••• nachschlag

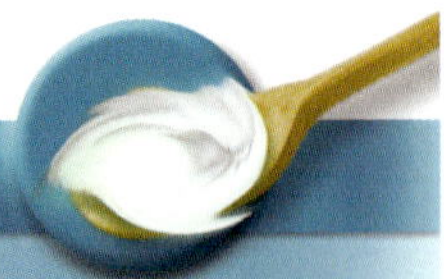

Ein süßer Versuch

Versuchen Sie einmal 14 Tage ohne Zucker auszukommen. Ohne das Süßgefühl auf der Zunge. Plötzlich wird ein Schluck Cola Sie ekeln. Sie werden sich selbst nicht mehr verstehen. Sie werden wieder normal.

Und Eiweiß?

Für die gesund haltende Menge Eiweiß muss man sich dagegen schon mehr ins Zeug legen. Auch Eiweiß ist Medizin pur. Deswegen rucken die Eiweißlieferanten auf der Esspyramide der Harvard-Mediziner ganz weit vorn auf Platz zwei. Die Folgen, wenn man davon täglich moderate Mengen isst: Muskeln wachsen, Fett schmilzt, Blutfette bleiben niedrig, die Gefäße sauber. Sie werden Heißhungerattacken los, Ihr Immunsystem bekommt Schützenhilfe gegen Krebszellen, Ihre Bauchspeicheldrüse kann nach jahrelanger Zuckermast endlich ihre Produktion des Fettspeicher- und Heißhungerhormons auf normal stellen.

Das tun Lebensmittel mit niedrigem GLYX für Sie

- Sie machen schlank: Glukagon kann die Fettmoleküle aus ihren Depots abziehen, Fettenzyme können sie abbauen. Die verbrennen im Muskel.
- Sie machen klug: Ein kontinuierlicher Blutzuckerspiegel versorgt das Gehirn anhaltend mit ausreichend Energie. Es kann dann auch noch nach der Arbeit, so abends um 23 Uhr, komplizierte Hormontheorien verstehen.
- Sie putzen die Blutgefäße: Alle schlechten Blutfettwerte sinken. Da freuen sich das Hirn und das Herz.
- Sie machen die Darmflora glücklich: Und eine glückliche Darmflora schützt Sie vor Krankheiten, vor Krebs.
- Sie schützen vor Gicht: Harnsäure, die sich so gern als kleine schmerzhafte Kristalle in den Gelenken ablegt, wird abgebaut.
- Sie locken gute Eicos: Die Superhormone stellen den ganzen Körper um, auf gesund, agil, leistungsfähig, glücklich – und schlank (siehe Seite 102).

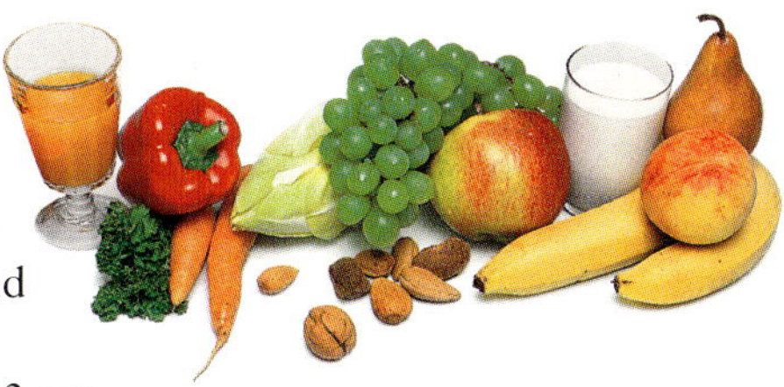

- Sie lassen Diabetes Typ 2 aus dem Pschyrembel – dem Buch der Mediziner – verschwinden. Diese Krankheit gibt es dann nicht mehr.
- Sie freuen Ihren Arzt: Denn wer Lebensmittel mit niedrigem Glyx isst, leidet nur selten an Herz-Kreislauf-Erkrankungen, Autoimmunkrankheiten, Rheuma, Alzheimer und Krebs.

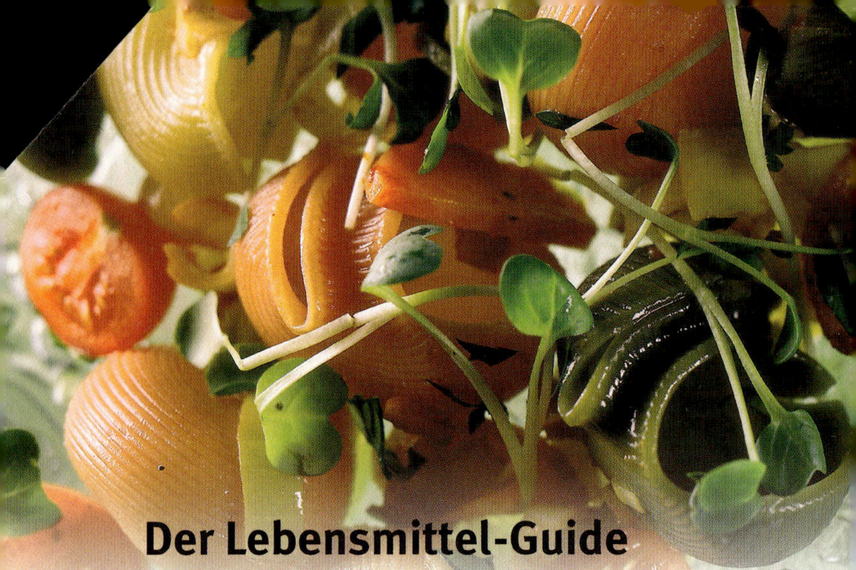

Der Lebensmittel-Guide

In dieser Tabelle sehen Sie, welche Lebensmittel Sie schlank, fit und gesund halten.

GLYX Der rote Punkt 🔴 zeigt hohen GLYX an. Nur ganz wenig davon essen. Der gelbe Punkt 🟡 weist einen mittleren GLYX aus. Lieber seltener und in kleinen Portionen essen. Der grüne Punkt 🟢 heißt: GLYX niedrig. Davon können Sie sich satt essen.

Fett Der rote Punkt 🔴 zeigt: Vorsicht Fettnäpfchen, zu viel oder ungesundes Fett. Der gelbe Punkt 🟡: mittlerer Fettgehalt oder nicht ganz so gesundes Fett, also in Maßen genießen. Der grüne Punkt 🟢 zeigt: kaum Fett oder gesundes Fit-Fett. Zugreifen!

Eiweiß Die Ampelfarben zeigen Ihnen, ob ein Lebensmittel Sie mit viel 🟢, mittel 🟡, kaum 🔴 Eiweiß versorgt.

Der Überblick:

☺ Das hält Sie schlank, fit und gesund. Viel essen oder trinken.

😐 Das lieber in moderaten Mengen genießen.

☹ Das passt weniger in die Gesundküche. Nur ab und zu in kleinen Portionen essen oder trinken.

	GLYX	Fett	Eiweiß	Überblick
Algen	grün	grün	grün	☺
Ananas	gelb	grün	rot	😐
Apfel	grün	grün	rot	☺
Apfelmost, trocken	gelb	grün	rot	😐
Aprikose	gelb	grün	rot	😐
Artischocke	grün	grün	grün	☺
Aubergine	grün	grün	rot	☺
Avocado	grün	grün	gelb	☺
Bagel	rot	gelb	gelb	☹
Banane, reif	rot	grün	rot	☹
Banane	gelb	grün	rot	😐
Beeren	grün	grün	rot	☺
Bier	rot	grün	rot	☹
Birne	grün	grün	rot	☺
Blattsalate	grün	grün	rot	☺
Blechkuchen mit viel Obst	gelb	grün	rot	😐
Bouillabaisse	grün	grün	grün	☺
Brokkoli	grün	grün	grün	☺
Butter	grün	gelb	rot	😐
Butter-Dickmilch, Kefir	grün	grün	grün	☺
Buttermilch mit frischen Früchten (Mixer)	grün	grün	grün	☺
Buttermilch mit Fruchtzubereitung	gelb	grün	grün	😐
Cheerios, Cornflakes & Co.	rot	grün	gelb	☹
Couscous	gelb	grün	gelb	😐
Crème fraîche (30 %)	grün	rot	rot	😐
Dinkel-, Grünkernbrot	grün	grün	gelb	☺
Distelöl	grün	gelb	rot	😐
Doppelrahmfrischkäse	grün	rot	gelb	😐
Dosenobst	gelb	grün	rot	☹
Ei	grün	gelb	grün	😐
Eis mit vielen Früchten	grün	gelb	rot	😐
Eiscreme	rot	gelb	gelb	☹
Erdnussflips	rot	rot	gelb	☹

	GLYX	Fett	Eiweiß	Überblick
Feige	🟢	🟢	🔴	🙂
Fenchel	🟢	🟢	🟢	🙂
Feta, 40 %	🟢	🟢	🟢	🙂
Fisch, eingelegt	🟢	🟡	🟢	😐
Fisch, frisch	🟢	🟢	🟢	🙂
Fisch, geräuchert	🟢	🟢	🟢	🙂
Fischstäbchen, gebraten	🟡	🟡	🟢	🙁
Fleischbrühe (instant)	🟢	🟢	🔴	😐
Frikadelle	🟢	🔴	🟢	🙁
Frittierfett	🟢	🔴	🔴	🙁
Fruchtaufstrich (mit Honig o. Ä. gesüßt)	🟢	🟢	🔴	🙂
Fruchtnektare	🔴	🟢	🔴	🙁
Fruchtsaft, frisch gepresst	🟢	🟢	🔴	😐
Fruchtsaft, ungesüßt	🟢	🟢	🔴	😐
Fruchtsaftgetränke	🔴	🟢	🔴	🙁
Fruchtsaftschorle (1:3)	🟢	🟢	🔴	🙂
Fruchtzucker (Fruktose)	🟢	🟢	🔴	😐
Frühlingszwiebel	🟢	🟢	🟡	🙂
Gebäck	🔴	🔴	🔴	🙁
Gebäck, Vollkorn	🟡	🟡	🔴	😐
Geflügel, mager, ohne Haut	🟢	🟢	🟢	🙂
Geflügel mit Haut	🟢	🟡	🟢	😐
Geflügeldöner	🟡	🟡	🟢	🙁
Geflügelwurst, mager	🟢	🟢	🟡	🙂
Gemüsesäfte (nicht Rote-Bete-, Karotten-)	🟢	🟢	🔴	🙂
Getreidekleie	🟢	🟢	🟡	🙂
Getreideflocken	🟢	🟢	🟢	🙂
Getreidekaffee	🟢	🟢	🔴	🙂
Getreidekörner, -schrot	🟢	🟢	🟢	🙂
Glühwein	🟡	🟢	🔴	🙁
Gnocchi	🟡	🟢	🟢	🙁
Graham-Cracker	🔴	🟢	🟡	🙁
Grün-, Rosen-, Blumenkohl	🟢	🟢	🟢	🙂

	GLYX	Fett	Eiweiß	Überblick
Hackfleisch	grün	gelb	grün	😐
Haushaltszucker	gelb	grün	rot	☹
Hirse	rot	grün	grün	😐
Honig	gelb	grün	rot	😐
Honigmelone	gelb	grün	rot	😐
Hülsenfrüchte i. D.	grün	grün	grün	☺
Ingwerwurzel	grün	grün	rot	☺
Innereien	grün	gelb	grün	☹
Jogurt (1,5 %) mit frischen Früchten	grün	grün	grün	☺
Jogurt (3,5 %)	grün	gelb	grün	☺
Jogurt mit Fruchtzubereitung (3,5 %)	gelb	gelb	grün	😐
Kaffee ohne Zucker	grün	grün	rot	☺
Kakao, ungezuckert	grün	grün	grün	😐
Kalbfleisch	grün	grün	grün	😐
Karotten, roh	grün	grün	rot	☺
Karottensaft	gelb	grün	rot	😐
Karotten, gekocht	rot	grün	rot	😐
Kartoffeln, Pell- mit Quark	grün	grün	grün	☺
Kartoffeln, Pell-, Salz-	gelb	grün	grün	😐
Kartoffeln, gebacken, gefüllt mit Thunfisch und Salat	gelb	grün	grün	😐
Kartoffeln, gebacken	rot	grün	grün	☹
Kartoffelchips	rot	rot	rot	☹
Kartoffeln, gebraten	rot	rot	grün	☹
Kartoffelpuffer, -kroketten	rot	rot	grün	☹
Kartoffelpüree	rot	gelb	grün	☹
Käse bis 30 % Fett i. Tr.	grün	grün	grün	☺
Käse zwischen 31 % und 44 % Fett i. Tr.	grün	gelb	grün	😐
Käse mit 45 % Fett i. Tr. oder mehr	grün	rot	grün	😐
Kekse (Vollkorn)	gelb	rot	grün	😐
Kirschen	grün	grün	rot	☺
Kiwi, Mango, Papaya	gelb	grün	rot	😐
Knäckebrot, Vollkorn	gelb	grün	gelb	😐
Knäckebrot	rot	grün	gelb	☹

	GLYX	Fett	Eiweiß	Überblick
Knollensellerie	grün	grün	gelb	☺
Kohlrabi	grün	grün	gelb	☺
Kokosfett	grün	gelb	rot	☹
Kondensmilch, gezuckert	gelb	grün	rot	☹
Konfitüre, Gelee i. D.	rot	grün	rot	☹
Körniger Frischkäse	grün	grün	grün	☺
Küchenkräuter	grün	grün	gelb	☺
Kürbis	rot	grün	rot	😐
Kürbiskernöl	grün	grün	rot	☺
Lachsschinken	grün	grün	grün	😐
Lammfleisch, fett z. B. Kotelett	grün	rot	grün	😐
Lammfleisch, mager z. B. Filet	grün	grün	grün	☺
Leinöl	grün	grün	rot	☺
Liköre	rot	grün	rot	☹
Limonaden, Cola	rot	grün	rot	☹
Maisgrieß	gelb	grün	gelb	😐
Mais-, Weizenkeimöl	grün	gelb	rot	😐
Maltodextrin & Maltose	rot	grün	rot	☹
Mangold	grün	grün	gelb	☺
Margarine, hochwertig	grün	gelb	rot	😐
Margarine	grün	rot	rot	☹
Mascarpone	grün	rot	gelb	😐
Meeresfrüchte	grün	grün	grün	☺
Misch- und Graubrot	gelb	grün	gelb	😐
Milch, H-Milch (3,5 %)	grün	gelb	grün	☹
Milch, H-Milch (1,5 %)	grün	grün	grün	☹
Milch, frisch (1,5 %)	grün	grün	grün	😐
Mineralwasser	grün	grün	rot	☺
Molke	grün	grün	gelb	☺
Molke, süß mit Fruchtgeschmack	rot	grün	gelb	☹
Mozzarella	grün	grün	grün	☺
Multivitaminnektar mit Süßstoff	gelb	grün	rot	☹
Mungobohnenchips	gelb	grün	grün	😐
Müsli, Frucht- o. Zucker	grün	grün	grün	☺
Müsli mit Zuckerzusatz	rot	grün	grün	☹

	GLYX	Fett	Eiweiß	Überblick
Müsli mit Schokolade	🔴	🟡	🟢	☹️
Müsliriegel mit Honig	🟡	🟡	🟡	😐
Naturreis, parboiled	🟢	🟢	🟢	😊
Nougat	🔴	🔴	🔴	☹️
Nudeln, al dente, Hartweizengrieß	🟢	🟢	🟢	😊
Nudeln, Vollkorn	🟢	🟢	🟢	😊
Nudeln, Buchweizen	🟢	🟢	🟡	😊
Nudeln, weich gekocht, oder Eiernudeln	🟡	🟢	🟢	😐
Nüsse, Kerne, Samen i. D.	🟢	🟢	🟢	😊
Nusskuchen	🟡	🔴	🟡	☹️
Oliven, grün	🟢	🟢	🟡	😊
Oliven, schwarz	🟢	🟢	🔴	😐
Olivenöl	🟢	🟢	🔴	😊
Palmöl	🟢	🔴	🔴	☹️
Paprika	🟢	🟢	🔴	😊
Parmesan, 32 %	🟢	🟡	🟢	😐
Pastinake	🔴	🟢	🟡	😐
Petersilienwurzel	🟢	🟢	🟡	😊
Pfirsich	🟢	🟢	🔴	😊
Pflaumen	🟢	🟢	🔴	😊
Pilze i. D.	🟢	🟢	🟢	😊
Pizza (Vollkorn) mit Gemüse	🟢	🟢	🟢	😊
Pizza mit Tomaten und Käse	🟡	🟡	🟡	☹️
Pommes frites	🔴	🔴	🟢	☹️
Popcorn, salzig	🟡	🟢	🟡	😐
Popcorn, süß	🔴	🟢	🟡	☹️
Porree, Lauch	🟢	🟢	🟡	😊
Probiotisches Milchgetränk	🟡	🟢	🔴	😐
Puddings, Cremes	🟡	🟡	🟡	☹️
Puffreis	🔴	🟢	🔴	☹️
Pumpernickel	🟢	🟢	🟢	😊
Quark, 40 %	🟢	🟡	🟢	😊
Radler	🔴	🟢	🔴	☹️
Rapsöl	🟢	🟢	🔴	😊
Reis, parboiled	🟢	🟢	🟡	😊

	GLYX	Fett	Eiweiß	Überblick
Reis, Langkorn-, weiß	🟡	🟢	🟡	😐
Reis, Natur-	🟢	🟢	🟢	🙂
Reis, Rundkorn, weiß	🔴	🟢	🟡	☹️
Reis, Schnellkoch-	🔴	🟢	🟡	☹️
Rentierschinken	🟢	🟢	🟢	🙂
Rettich	🟢	🟢	🔴	🙂
Ricotta, 20 %	🟢	🟢	🟡	😐
Rindfleisch, fett, z. B. Keule	🟢	🟡	🟢	😐
Rindfleisch, mager, z. B. Filet	🟢	🟢	🟢	😐
Roggenbrot (Sauerteig)	🟢	🟢	🟡	🙂
Roggenbrot (Vollkorn, Schrot)	🟢	🟢	🟢	🙂
Rohmilch, vollfett	🟢	🟡	🟢	😐
Rot- und Weißkohl	🟢	🟢	🟡	🙂
Rote Bete	🟡	🟢	🟡	😐
Rote-Bete-Saft	🟡	🟢	🔴	😐
Rucola	🟢	🟢	🟢	🙂
Salami	🟢	🔴	🟢	☹️
Salatgurke	🟢	🟢	🔴	🙂
Salzstangen	🔴	🟢	🟡	☹️
Saubohnen	🔴	🟢	🟢	😐
Sauerkraut	🟢	🟢	🟡	🙂
Saure Sahne (10 %)	🟢	🟢	🔴	🙂
Schinken, roh, ohne Fettrand	🟢	🟡	🟢	😐
Schinken, roh, geräuchert, mit Fettrand	🟢	🔴	🟡	☹️
Schlagsahne	🟢	🔴	🔴	😐
Schmalz	🟢	🔴	🔴	☹️
Schmelzkäse, 20 %	🟢	🟢	🟢	☹️
Schokolade m. mehr als 70 % Kakao (Bitterschokolade)	🟢	🟢	🔴	🙂
Schokolade, Vollmilch	🔴	🔴	🔴	☹️
Schweinefleisch, mager, z. B. Filet	🟢	🟢	🟢	☹️
Schweinefleisch, fett, z. B. Bauch	🟢	🔴	🟢	☹️
Sekt & Champagner	🟢	🟢	🔴	😐
Sesamöl	🟢	🟢	🔴	🙂
Soja-, Sonnenblumen-, Distelöl	🟢	🟡	🔴	😐

	GLYX	Fett	Eiweiß	Überblick
Sojamilch	🟢	🟢	🟢	🙂
Spargel	🟢	🟢	🟡	🙂
Spinat	🟢	🟢	🟢	🙂
Sportlergetränke	🔴	🟢	🔴	🙁
Sprossen	🟢	🟢	🟡	🙂
Streichwurst, mager	🟢	🟡	🟡	🙁
Studentenfutter	🟡	🟢	🟡	😐
Süßkartoffel (Batate)	🔴	🟢	🟡	😐
Süßstoffe	🟡	🟢	🔴	🙁
Tiefkühlgemüse/-obst	🟢	🟢	🟡	🙂
Thunfisch in eigenem Saft	🟢	🟢	🟢	🙂
Thunfisch in Öl	🟢	🟡	🟢	😐
Tofu	🟢	🟢	🟢	🙂
Tomate	🟢	🟢	🔴	🙂
Traubenzucker (Glukose)	🔴	🟢	🔴	🙁
Trockenobst i. D.	🟡	🟢	🔴	😐
Vollkornbrot mit Nüssen u./o. Samen	🟢	🟢	🟢	🙂
Wassermelone	🔴	🟢	🔴	😐
Wein, trocken	🟢	🟢	🔴	😐
Weintrauben	🟢	🟢	🔴	😐
Weißbrot, Weizenbrötchen, Toast	🔴	🟢	🟡	🙁
Wiener Würstchen	🟢	🔴	🟢	🙁
Wild	🟢	🟢	🟢	🙂
Wildreis	🟢	🟢	🟢	🙂
Wirsing	🟢	🟢	🟢	🙂
Wodka, Whisky & Co.	🟢	🟢	🔴	🙁
Ziegenweichkäse, 45 %	🟢	🟢	🟢	🙂
Ziegenschnittkäse, 48 %	🟢	🟡	🟢	😐
Zitrusfrüchte	🟢	🟢	🔴	🙂
Zucchini	🟢	🟢	🟡	🙂
Zuckermais	🟡	🟢	🟡	😐
Zwieback (Vollkorn)	🟡	🟢	🟢	😐
Zwieback	🔴	🟢	🟡	🙁
Zwiebel	🟢	🟢	🟡	🙂

dos & don’ts

Süße Schritte *in ein neues, schlankes Leben. Insulin macht dick. Es stopft das Fett in die Fettzellen und sperrt es dort ein. Solange Sie von morgens bis abends das Hormon locken, können Sie gar nicht abnehmen.*

dos ⬆

1 **Messen Sie:** Machen Sie bei Ihrem Hausarzt einen Glukosetoleranztest, um festzustellen, ob Sie schon unter Insulinresistenz leiden.

2 **Kalorien verbannen:** Ihre neue Maßeinheit ist GLYX, der glykämische Index. Verbannen Sie erst einmal alles mit GLYX höher als 70, also rot markiert in der Tabelle ab Seite 73.

3 **Obst und Gemüse satt:** Starten Sie den Tag mit Obst (GLYX niedrig) und einem Eiweißshake (mehr dazu ab Seite 192).

4 **Trinken Sie:** Mindestens drei Liter pro Tag, und Ihre Zellen reagieren wieder besser auf Insulin. Beginnen Sie morgens mit einem Glas Wasser auf dem Nachttisch.

5 **Süßen Sie mit Honig, Fruchtzucker, Apfel- oder Birnendicksaft:** Die locken nicht so viel Insulin. Ideal: Akazienhonig. Wenn Schokolade, dann Bitterschokolade!

6 **Treiben Sie Sport:** Täglich eine halbe Stunde walken oder joggen senkt den Insulinspiegel. Auch Muskeltraining wirkt sich positiv auf den Insulinhaushalt aus.

7 **Achten Sie auf ausreichend Ballaststoffe:** Vollkornprodukte, Obst und Gemüse halten den Blutzuckerspiegel konstant. Und damit auch satt.

8 **Chrom gegen Insulinresistenz:** Lassen Sie beim Arzt Ihren Chromspiegel messen. Sie brauchen täglich 150 bis 250 Mikrogramm Chrom.

9 **Starten Sie mit Salat oder Gemüsesuppe:** Was danach auf dem Teller liegt, führt nicht mehr zu einem so hohen Blutzuckeranstieg, lockt weniger Insulin.

10 **Welches Brot?** Manches Brot ist schlimmer als Zucker. Weißbrot, Knäckebrot und Mischbrot haben einen hohen GLYX. Brot aus Vollkornschrot oder Kleiebrot hat einen niedrigeren GLYX (50) als Brot aus Vollkornmehl (69). Auch geeignet: Pumpernickel, Roggensauerteigbrot. Es gilt für jedes Brot: nur als kleine Beilage.

11 **Der Weg aus der Süßsucht:** Gewöhnen Sie sich den süßen Geschmack ab. Erst ist es hart, dann wird es süß. Weil 70 Billionen Körperzellen Danke sagen. Sie brauchen nur zwei bis vier Wochen.

don'ts

1 **Süßes Frühstück – nein danke:** Studien zeigen, wer morgens schon sein Insulin lockt, isst mittags umso mehr. Verbannen Sie das Marmeladenbrot aus Ihrem Leben.

2 **Fatale Kombis:** Essen Sie Lebensmittel mit mittlerem und hohem GLYX nicht mit Fettigem (Tabelle ab Seite 73). Das schlägt sich doppelt auf der Hüfte nieder.

3 **Tankstelle ohne Zucker:** Lassen Sie die Lippen von gezuckerten Limonaden, Fruchtnektar, Alkopops u. Ä.

4 **Vorsicht dicke Beilage:** Passen Sie auf bei stärkereichen Lebensmitteln. Reis, Kartoffeln, Knödel, Brot- und Backwaren enthalten alle viel Kohlenhydrate.

5 **Meiden Sie Fertigprodukte:** Sie kombinieren meistens Nahrungsmittel mit einem hohen GLYX und viel Fett. Fatal für Ihre Linie!

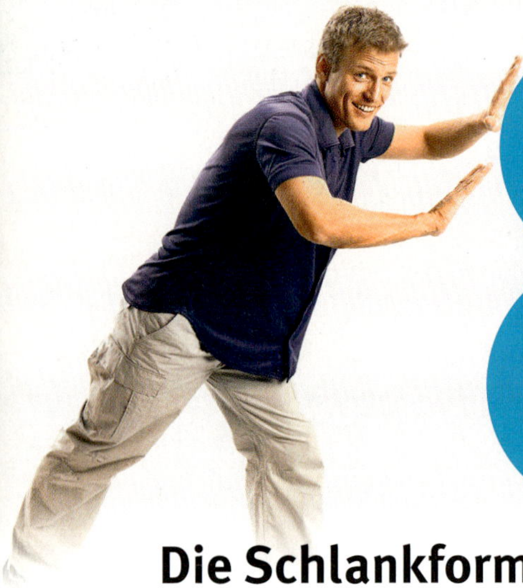

8

Die Schlankformel heißt Acht

Der Mensch besteht aus Eiweiß. Hundert mal geschrieben, hundert mal gesagt. Denn das ist das Wichtigste, das jeder über seinen Körper wissen sollte. Wir bestehen nicht aus Cholesterin, nicht aus Kohlenhydraten. Aus Eiweiß sind Muskeln. Hormone. Haut. Haare. Abwehrkräfte. Blut. Enzyme. Jede Zelle besteht – zieht man das Wasser ab – knapp zur Hälfte aus Eiweiß. Einfach alles setzt sich zusammen aus einer Kette verschiedener Eiweißbausteine. Wir nennen sie die Aminosäuren. Nur ca. 20 dieser Stoffe bilden das Wunder Mensch. Und zehn davon müssen täglich im Essen stecken, weil sie der Körper nicht selbst herstellen kann. Fehlt nur eine, dann kann er halt die alte Zelle nicht jung machen. Dann kann er halt die Killerzelle nicht mobil gegen das Virus machen. Dann kann er halt das Schlankhormon nicht herstellen, und man bleibt oder wird dick.

Täglich geht uns Eiweiß aus

Also Sie haben rund zehn Kilo pures Eiweiß im Körper. Und täglich verschwinden durch die Reparatur- und Verjüngungsvorgänge, durch Aktivität des Immunsystems und der Schlankhormone, durch den Vorgang, den man schlicht Leben nennt, etwa 50 bis 100 Gramm dieser wertvollen Powersubstanz. Durch einen Marathon übrigens 40 Gramm. Und das muss man dem Körper wiedergeben. Weil sonst nämlich in 100 bis 200 Tagen kein Eiweiß mehr da ist. Keine Abwehrkräfte, keine Muskeln, keine Blutkörperchen, keine Schlankhormone. Ja, Sie nicht mehr da sind.

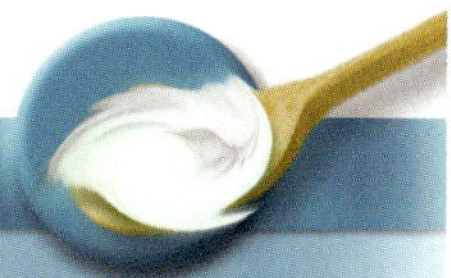

•••nachschlag

Und warum macht Eiweiß schlank?

Nun fragen Sie sich vielleicht: Eiweiß ist ein Nährstoff, das Gramm hat 4 kcal. Warum macht das denn schlank? Ganz einfach: Eiweiß ist die intelligente Nulldiät. Um 1 Gramm Nahrungseiweiß in Körpereiweiß umzuwandeln, muss der Organismus Energie zuschießen. Und dafür bedient er sich aus den Depots von Hüfte und Po. Wenn Sie also Eiweiß essen, verbraucht Ihr Körper Kalorien, Fettkalorien – und wenn Sie nur noch Eiweiß essen würden, dann sterben Sie am Hungertod. So zehrt Eiweiß. Aber Sie wollen nicht verhungern, Sie wollen Fett verbrennen. Und das tun Sie nur, wenn Sie genug Eiweiß essen.

Sie haben sechs oder sieben

Mach ich! Nehm ich! Ess ich! Denken Sie. Wurst. Braten. Käse auf dem Cheeseburger. Eiweiß ohne Ende. Sagen ja auch die Ernährungswissenschaftler: Eiweiß haben wir alle genug. Und genau da – bitte seien Sie jetzt aufmerksam – liegt der dicke Hund begraben. Haben wir nicht. Und deswegen leidet jeder zweite Deutsche unter Übergewicht. Er hat nicht zu viel, er hat nicht genug, er hat zu wenig Eiweiß. Er hat zu wenig Aminosäuren, die die Turbostoffe zum Fettabbau erzeugen – für Fett abbauende Hormone wie das Wachstumshormon. Und er hat zu wenig Eiweiß, um das Insulin in seine Schranken zu weisen. Er baut kein Fett ab. Das weiß ich, weil ich messe. Der durchschnittliche Mensch hat einen tiefnormalen Eiweißspiegel: sechs bis sieben Gramm Gesamteiweiß im Deziliter Blut. Ganz einfach, weil er unter Eiweiß Wurst und Braten versteht. Eiweiß kombiniert mit Fett. Und Fett ist die stärkste Eiweißbremse, die wir kennen.

••• gut zu wissen

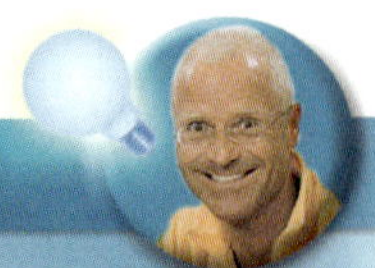

Die magische Acht

Die Antwort auf die Frage »Wer gewinnt?« heißt schlicht und einfach: acht. Menschen mit einem Eiweißspiegel von acht Gramm pro Deziliter Blut sind die Gewinner im Leben. Sie sind schlank, wach, kreativ, dynamisch, leistungsstark, gesund, potent, fröhlich.

Der Unterschied: reines Eiweiß – und unreines

1. Eiweiß ist eine Kette von Aminosäuren. Wir kennen 20. Und zehn davon sind essenziell. Das heißt, Ihr Körper kann sie nicht herstellen (oder nicht ausreichend), er braucht sie wie Vitamine. Sie heißen: Histidin, Isoleucin, Leucin, Lysin, Methionin, Phenylalanin, Tyrosin, Threonin, Tryptophan, Valin.

2. Es gibt in meiner Sprache reines Eiweiß, und es gibt unreines Eiweiß. Wurst, Braten, Leberkäse, Hamburger, Eidotter sind unreines Eiweiß. Sie liefern nicht nur Aminosäuren, sondern auch Fett. Dazu den Adernverstopfstoff Cholesterin und Purine, die Gicht auslösen. Reines Eiweiß ist unschuldiges Eiweiß – eines, das weder krank noch dick macht. Das Weiße vom Ei ist rein, genauso wie Hüttenkäse, Quark, Fisch, Geflügel, Getreide und vor allem Soja.

3. Eiweiß ist tierisch oder pflanzlich. In Getreide stecken etwa 7 bis 13 Prozent Eiweiß, in Fleisch und Fisch etwa 20 Prozent, in Eiern 13, in Käse bis zu 30 Prozent, in Hülsenfrüchten 20 bis 25 Prozent und in Soja 37 Prozent.

Merken Sie sich nur eines: Sie brauchen Eiweiß – allerdings ohne Fett.

Antriebshormone lassen den Hund schrumpfen

Sie wissen genau, dass es beneidenswerte Menschen mit innerem Antrieb gibt, dynamisch, startfreudig. Menschen, die wir – wenn wir ehrlich sind – am liebsten würgen würden. An der Gurgel packen. Wieso können die, was ich nicht kann? Wieso springen die auf, schlüpfen in die Turnschuhe und rennen los?

Warum nur? Ganz einfach: Diese Menschen haben Lebensenergie. In deren Gehirn findet man mehr antreibende Botenstoffe wie Noradrenalin oder Dopamin oder Epinephrin. Hormone und Neurotransmitter, die den Menschen wach und antriebslustig und leicht aggressiv machen. Die Menschen hören: Spring auf und lauf los! Und dann tun sie es. Der Schweinehund, gewöhnlich eine Dogge, pennt. Längst überrumpelt. Ein zittriger, kleiner Rehpinscher.

Auch Sie können solch ein Mensch werden. Ein antriebsfreudiger Mensch. Mit viel Antriebshormonen im Blut und im Gehirn: Alle diese herrlichen Turbostoffe werden gemacht aus Tyrosin. Aus einer Aminosäure. Und die macht Ihr Körper Ihnen gern und täglich noch mehr, wenn Sie die richtigen Ausgangsstoffe essen. Ohne Sie langweilen zu wollen: Der Ausgangsstoff heißt Eiweiß. Reines Eiweiß. Fettfreies Eiweiß. Ohne Schlacken, ohne Kohlenhydrate, ohne Farbstoffe – einfach reines Eiweiß. Fisch, Hähnchenbrust, auch Magerquark wären genehm. Am besten natürlich Eiweißpulver. Jetzt verstehen Sie, warum ich mir das habe machen lassen.

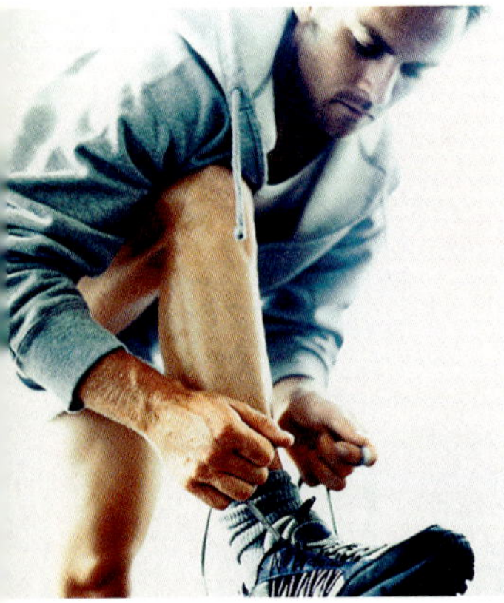

Ab in die Laufschuhe, und schon läuft es sich von ganz allein ...

... eine Antriebskur für jedermann

Wenn Sie übergewichtig sind, abnehmen wollen, aber der innere Schweinehund Sie bisher hindert, dann machen Sie doch eine Antriebskur, eine Turbo-Hormonkur auf ganz einfache schmackhafte Weise: Shaken Sie sich ein bis zwei Wochen lang täglich mit vier mal drei Esslöffeln Eiweißpulver ein herrlich cremiges Vanilleeiweiß. Schmeckt wie weißes Mousse au chocolat. Zum Träumen. Oder wie einer meiner Klienten sagt: zum Süchtigwerden. Werden Sie zwei Wochen süchtig. Verwöhnen Sie sich. Und erleben Sie, wie Sie dann aus dem Sessel aufspringen, in die Schuhe schlüpfen und das tun, was Sie schon immer gewollt haben. Hätten Sie nicht gedacht, nicht wahr? Dass man mit schaumigem, cremigem Vanilleeiweißshake nach zwei Wochen keinen inneren Schweinehund mehr kennt!

Zum Glück gibt's Aminosäuren

Aus Aminosäuren, den Bausteinen des Lebens, ist Eiweiß aufgebaut – also Haut, Knochen, Gelenke, Enzyme, Hormone, Muskeln, Immunsystem und Blut. Wir kennen 20 Aminosäuren, zehn davon sind essenziell und sollten im Essen stecken. Hier ein paar Wunderwirkungen:

Aus **Zystein** baut Ihr Körper Glutathion. Unser wichtigstes Schutzschild des Immunsystems gegen freie Radikale. **Glycin,** der natürliche Appetitzügler. Fehlt dem Körper diese Aminosäure, quält er mit Heißhunger auf Süßes. **Histidin** braucht der Körper für den roten Blutfarbstoff Hämoglobin, der Sauerstoff überträgt. Das heißt: Je mehr Histidin, desto leistungsfähiger ist der Mensch – körperlich wie geistig. **Isoleucin** bildet die Gehirnbotenstoffe, die gegen Stress feien. **Leucin** lässt Muskeln wachsen. Essen Sie deshalb sofort nach dem Training einen Eiweißsnack ohne Fett (Hüttenkäse, Jogurt, Geflügel), oder mixen Sie sich einen Eiweißshake.

Jungbrunnen, Glücksboten & Schlafmittel

Lysin heißt der Jungbrunnen unter den Aminosäuren. Als Bestandteil des Kollagens hält Lysin die Haut straff. **Methionin** ist die Basis für jeglichen Eiweißaufbau. Sie ist Bestandteil des Carnitins, welches Fett in die Zelle transportiert, wo es dann verbrannt wird. Methionin ist wichtig für die Abwehrfunktion der Killerzellen im Blut.

Phenylalanin macht glücklich – und satt. Aus dieser Aminosäure baut sich der Körper Glückshormone wie Noradrenalin, ACTH, Dopamin und Endorphine. Wesentlich für die Stimmung des Menschen! Phenylalanin hilft gegen Depressionen und schenkt Selbstvertrauen. Im Darm ist Phenylalanin beteiligt am Aufbau des Ich-bin-satt-Hormons Cholezystokinin. **Taurin** verbessert die Fettverbrennung um den Faktor vier. Und Taurin entgiftet die Leber bei toxischer Überlastung (zum Beispiel Alkohol). **Threonin** ist wesentlich für die Weiterstellung der Blutgefäße und damit für die Durchblutung des Körpers, des Herzens, des Gehirns, der Körpermitte. Ein Mangel an dieser Aminosäure bedeutet Impotenz, Müdigkeit, Herzbeschwerden.

Tryptophan ist ein natürliches Schlafmittel. Es entspannt und fördert den Schlaf. Wer im Stress ist, unter Angstzuständen oder Schlaflosigkeit leidet oder wer mit dem Rauchen aufhören will, sollte auf eine Extraportion Tryptophan achten. **Valin** peppt Nerven und Abwehrkräfte auf. Um all diese guten Stoffe zu bekommen, müssen Sie nur alle vier Stunden eine Portion Eiweiß essen.

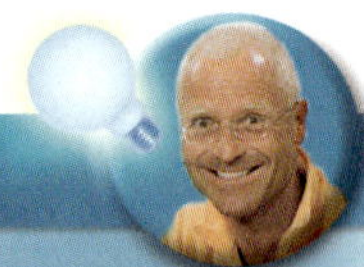

••• gut zu Wissen

Eiweiß mit IQ: die biologische Wertigkeit

Die Qualität eines Nahrungseiweißes hängt davon ab, wie gut der Körper daraus sein Material bilden kann, seine Muskeln, Hormone, Abwehrkörper … Das bestimmt der jeweilige Anteil an den 20 verschiedenen Aminosäuren, vor allem den lebenswichtigen. Experten messen die Qualität der Eiweißquelle als biologische Wertigkeit (BW). Das wertvollste Eiweiß liefern Eier. Sie haben eine BW von 100. Das heißt, mit Ei-Eiweiß erzeugt Ihr Körper die meiste Menge an eigenem Eiweiß. Alle anderen Einzeleiweißquellen resultieren in weniger körpereigenem Eiweiß. Soja 81, Fleisch 80, Milch 72, Bohnen 72, Mais 72, Reis 66, Weizen 47. Durch Kombination von tierischem mit pflanzlichem Eiweiß (Kartoffeln mit Ei) oder von Getreide mit Hülsenfrüchten (Reis mit Bohnen) steigt die BW über 100 an.

Ein gutes Eiweißkonzentrat ist ...

unkompliziert: Shaken Sie sich täglich ein bis drei Eiweißdrinks, und essen Sie einen Apfel, eine Banane dazu. Das ist einfacher, als sich im Büro dreimal am Tag Bohnen mit Reis zu kochen.

rein: Während Käse, Eier, Fleisch immer gesättigte Fette mitliefern, sind Konzentrate frei von den Altmachern. Und sie liefern weder Gicht erregende Purine noch den Adernschadstoff Cholesterin.

leicht: Um einen Bedarf von 80 Gramm Eiweiß zu decken, müssten Sie 0,6 Kilo Quark essen, ein Kilo Austern, zwölf Eier, acht Pfund Kartoffeln. zwei Kilo Erbsen oder ein Pfund Hummer.

natürlich: zumindest natürlicher und für Ihren Stoffwechsel angenehmer als das Kohlenhydratpulver Mehl.

reich an Carnitin: Dieser Eiweißstoff transportiert das Fett von der Fettzelle zum Muskel zur Verbrennung. Ein gutes Eiweißpulver enthält eine Extraportion Carnitin.

Gute Eiweißkonzentrate haben eine hohe biologische Wertigkeit von 100 bis 140. Das muss auf dem Etikett ausgewiesen sein. Wenn die Proteine bei der Herstellung nicht erhitzt wurden, das Eiweiß nicht denaturiert, dann ist es für den Körper besonders leicht verwertbar. Aber Vorsicht: Manche Eiweißkonzentrate sind alles andere als zuträglich für Ihre Gesundheit. Sie werden zum Beispiel aus Schlachtabfällen hergestellt und/oder stark erhitzt und haben eine biologische Wertigkeit von 20. Ihr Geld landet in der Kanalisation. **Sprechen Sie mit Ihrem Apotheker.**

Eine Ode an die Sojabohne und den Fisch

Wo steckt Eiweiß drin? Genau. In Fleisch, in Fisch, dann denken Sie vielleicht noch an Eier und Käse. Stimmt ja auch. In Fleisch und Fisch stecken etwa 20 Prozent Eiweiß, in Eiern 13 Prozent, Käse schafft es auf bis zu 30 Prozent. Aber auch in Pflanzen kommt Eiweiß vor: in Getreide 7 bis 13 Prozent, in Hülsenfrüchten 20 bis 25 Prozent. Und nun der Hammer: Die Sojabohne liefert 37 Prozent. Hochwertiges Eiweiß. Biologische Wertigkeit: 80. Höher als Milch oder Rindfleisch.

Jeden Tag Soja ist so viel wie Medizin

Wenn eine Japanerin nach Amerika zieht, erhöht sich ihr Risiko, an Brustkrebs zu erkranken, um den Faktor vier. Folgt ihr japanischer Mann, steigt sein Risiko, an Prostatakrebs zu erkranken, um das Fünffache. Grund: Sie essen weniger Soja. Soja schützt nämlich vor Krebs. Phytoöstrogene aus der Hülsenfrucht, wie das Genistein und Daidzein, rauben Sexualhormonen ihre krebsauslösende Wirkung. Und: Soja hält schlank. Sie speichern kaum Fett, dafür Eiweiß. Soja putzt die Blutgefäße. Isoflavone und Ballaststoffe senken unerwünschtes Cholesterin und Fett im Blut.

Die Sojabohne liefert wertvollstes pflanzliches Eiweiß – alle essenziellen Aminosäuren, die unser Körper braucht.

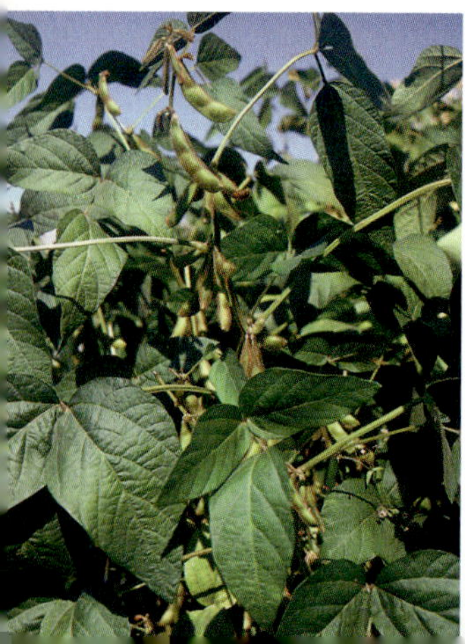

Bauen Sie also Sojaprodukte in Ihren Schlankplan ein: Im Reformhaus gibt es zum Beispiel Sojamilch, Sojajogurt, Tofu, Miso (Sojapaste als Würze). Und es gibt ein Eiweißpulver, das Sojaeiweiß mit Eiklar und Molke raffiniert kombiniert – bis eine biologische Wertigkeit von 138 (weltrekordverdächtig) herauskommt.

Und sensationell, auch für die »Ich ernähre mich rein pflanzlich«-Überzeugten: Es gibt ein reines Sojapulver, jetzt ganz neu, voll mit Phytoöstrogenen, was endlich einmal delikat schmeckt – nach Latte Macchiato.

... und eine Ode an den Fisch

Zwei- bis dreimal in der Woche sollte Meeresfisch auf den Tisch kommen, raten Experten. Wegen der gesunden Omega-3-Fette, des leichtverdaulichen Eiweißes, des Jods. Der Deutsche isst aber im Schnitt nur 15 Kilo pro Jahr, das ist etwa eine Portion pro Woche.

Fischfans halten ihr Herz gesund und sind schlank. Denn Fisch ist kalorienarm, Jod aus Meeresfisch kurbelt die Produktion von Schilddrüsenhormonen an, liefert Eiweißbausteine für Schlankhormone wie Glukagon, Wachstumshormon, Melatonin. Gute-Laune-Boten wie das Serotonin holen ihre Bausteine aus Fischeiweiß. Und in Fischfleisch steckt Acetylcholin, das sorgt für ein gutes Gedächtnis und Konzentrationsfähigkeit. Gesunde Fischfette wandern nicht in die Depots, sondern stabilisieren Zellwände, stützen Nervenbahnen. Vitamin B12 und Eisen, Stoffe, die Fisch reichlich liefert, verbessern die Versorgung mit Sauerstoff. Das beugt Müdigkeit, Stress und Muskelverspannungen vor. Und das Neueste: Fisch hilft gegen Depressionen. Forscher der University of Oxford fanden heraus: Ein Mangel an Fischfettsäuren verursacht mentale und neurologische Störungen wie Depressionen, Autismus, Legasthenie und ADS (Aufmerksamkeitsstörungen). Der Grund: Wenn das Gehirn nicht die richtigen Fette bekommt, dann arbeitet es auch nicht richtig. Essen Sie Lachs oder Makrele, tanken Sie gute Laune. Denn Omega-3-Fettsäuren vertreiben Niedergeschlagenheit und sorgen dafür, dass die Gehirnzellen arbeiten können.

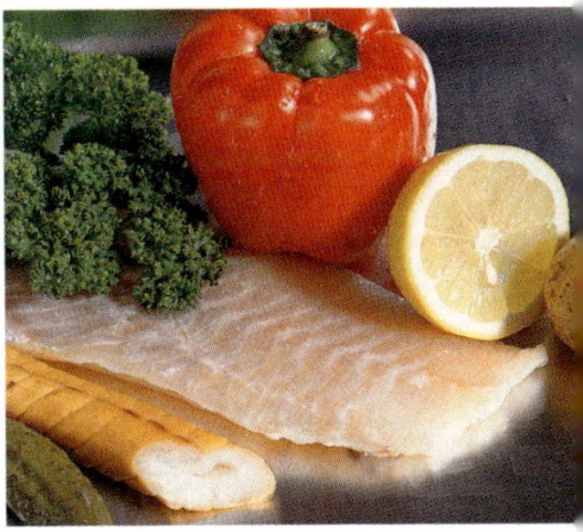

Die intelligenteste und köstlichste Form, seinen Eiweißspiegel anzuheben: Fisch.

Wertvolle Eiweißquellen

20 Gramm Eiweiß stecken in ...

- 3 Hühnereiern
- 80 g Hühnerbrust
- 80 g magerem Schweinefleisch
- 80 g Putenbrust
- 80 g magerem Lamm
- 100 g Kalbsfilet
- 100 g Rinderfilet
- 100 g Schweinekotelett
- 90 g Rinderlende
- 90 g Schweinefilet
- 95 g Kaninchenfleisch
- 123 g magerer Geflügelwurst
- 65 g Schinken ohne Fettrand
- 70 g geräuchertem Lachs
- 120 g Kabeljau
- 110 g Makrele
- 100 g Sardine
- 100 g Forelle
- 120 g Scholle
- 120 g Seezunge
- 110 g Garnelen
- 120 g Langusten
- 125 g Hummer
- 125 g Tintenfisch
- 100 g Thunfisch
- 130 g Lachs
- 100 g Heilbutt
- 120 g Steinbutt
- 200 g Austern
- 45 g Parmesan (2 EL geriebener Käse)
- 54 g Sojabohnen
- 135 g Sojabrot
- 75 g Weizenkeimen (3 EL)

In Obst und anderen Gemüsen steckt zwar auch Eiweiß, aber nicht viel.

10 Gramm Eiweiß stecken in ...

- 1,5 Hühnereiern
- 0,3 Liter fettarmer Milch (1,5 %)
- 0,2 Liter Schafmilch
- 0,3 Liter Buttermilch
- 300 g Jogurt (1,5 % Fett)
- 75 g Frischkäse (20 % Fett)
- 50 g Mozzarella
- 75 g magerem Quark
- 38 g Schnittkäse (30 % Fett)
- 37 g Romadur (20 % Fett)
- 42 g Camembert (30 % Fett)
- 100 g Vollkornmehl
- 80 g Haferflocken
- 135 g Naturreis
- 110 g Mais
- 95 g Hirse
- 75 g Eierteigwaren
- 125 g Weizenschrotbrot (3 Scheiben)
- 100 g Knäckebrot
- 60 g Cashewnüssen

35 g Erdnüssen	50 g getrockneten Bohnen
40 g Erdnussbutter	125 g Tofu
35 g Leinsamen	175 g grünen Erbsen
50 g Mandeln	220 g Rosenkohl
50 g Pistazienkernen	230 g Grünkohl
40 g Sonnenblumenkernen	300 g Brokkoli
48 g Sesamsamen	1 Pfund Kartoffeln
345 g Esskastanien	285 g Steinpilzen
	500 g Himbeeren

Wie viel Eiweiß ist genug?

Wenn Sie weniger als 40 Gramm Eiweiß am Tag zu sich nehmen, frisst der Körper sich selbst auf. Ja, Sie haben richtig gelesen: Der Organismus nagt sein eigenes Eiweiß an, baut Muskeln ab. Verdaut die Muskulatur, damit einzelne Aminosäuren als Bausteine für anderes im Körper zur Verfügung stehen. Deswegen empfiehlt die Deutsche Gesellschaft für Ernährung mindestens 50 Gramm Eiweiß pro Tag. Die decken allerdings einen Mangel nicht. Wie viel Eiweiß brauchen Sie also, um Ihren niedrigen Blutspiegel aufzufüllen? Wenn Sie ein ruhiges Leben führen, gesund sind und Sport für Sie Spazierengehen ist, dann brauchen Sie 0,8 Gramm pro Kilo Körpergewicht. Das heißt: 56 Gramm, wenn Sie 70 Kilo wiegen. Wenn Sie Stress haben, Sport treiben, übergewichtig sind oder Ihr Immunsystem gegen Krankheiten kämpft, brauchen Sie bis zu zwei Gramm pro Kilo Körpergewicht. Also 140 Gramm. Dann ess ich halt ein schönes großes Putenschnitzel, denken Sie? Tja, das reicht nicht. Das liefert 40 Gramm. Und um weitere 40 Gramm zu bekommen, müssten Sie 307 Gramm Magerquark essen. Tun Sie nie. (Weitere Eiweißquellen siehe Tabelle!) Weil mir der Fisch morgens irgendwann zum Hals raushing und pfundweise Quark aus den Ohren kam, ließ ich mir mein individuelles Eiweißpulver herstellen.

Aber wie viel Eiweiß ist gefährlich?

Wenn Sie abnehmen wollen, müssen Sie noch mehr Eiweiß essen: Da Sie an Kalorien sparen, holt sich der Körper einen Teil seiner Energie, die er braucht, aus Eiweiß. Und wie viel mehr darf man? Wann ist »mehr« zu viel? Nun, Sie sterben an zu viel Zucker: Das heißt dann Diabetes. Sie sterben durch zu viel Fett: Das heißt dann Herzinfarkt oder Schlaganfall. Sie sterben durch zu viel Wasser: Das heißt dann ertrinken. Aber an zu viel Eiweiß ist auf der ganzen Welt noch keiner gestorben. Es sei denn durch Ersticken – beim Versuch, Eier essend einen Guinness-Rekord zu brechen.

• • • nachschlag

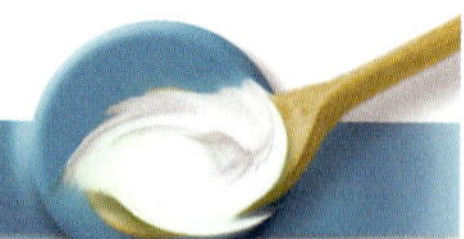

Schadet Eiweiß nicht den Nieren?

Hier möchte ich die Ernährungswissenschaftler Elmadfa und Leitzmann zitieren, die in ihrem Standardwerk »Ernährung des Menschen« auf Seite 187 schreiben: »Beim gesunden Menschen sind keine akuten Schäden durch relativ hohe Proteinaufnahme bekannt. In der Regel erfolgt Letztere allerdings durch hohe Aufnahme tierischen Proteins und gilt durch die damit verbundene hohe Zufuhr an Fett, Cholesterin und Purinen als wenig wünschenswert.« Sag ich doch: Wer unter Eiweiß Braten und Wurst versteht ...

Nicht Eiweiß schadet den Nieren, sondern Diabetes. Den können Sie mit einer vernünftigen Ernährung verhindern. Wenn Sie das nicht tun, gehen die Nieren kaputt. Dann hilft nur eiweißkontrollierte Diät – und der Arzt.

Fakt ist: Wenn Sie zu viel Eiweiß auf einmal essen, scheiden das die Nieren aus. Sie können 40 Gramm Eiweiß auf einmal essen. Und das sollten Sie auch tun – viermal am Tag. Essen Sie alle vier Stunden 30 bis 40 Gramm Eiweiß – Reineiweiß, Eiweiß ohne Fett. Unterstützen Sie Ihre Nieren mit täglich mindestens drei Liter Flüssigkeit. Und schon werden Sie schlank.

Die Eiweißpulverstory – der Wunsch nach Qualität

Eiweiß ist der Stoff, aus dem Kreativität, Leistungskraft, Gesundheit, Dynamik und Glück sind. Und Eiweiß bestimmt über unser Schicksal: schlank und muskulös oder dick mit proppenvollen Fettzellen. Eiweißpulver setzt das Wachstumshormon (HGH) frei, das wahre Jungbrunnenhormon, das Fett wegschmilzt und Muskeln aufbaut. Wenn Sie es morgens früh als Erstes essen.

Ich wollte wieder jung werden. Ich wollte HGH jeden Morgen freisetzen. Und habe begonnen mit einem fettfreien Fisch am Morgen. Das klappt genau dreimal. Dann weicht man aus auf Magerquark. Ein Pfund am Morgen. Klappt genau eine Woche, dann quellen Weißwürste aus den Ohren. Macht sich schlecht in der Praxis. Dann denkt man nach.

... dann kam die Tat

Ich kannte den Chef einer Nahrungsergänzungsmittelfirma. Den habe ich um eine Büchse Eiweiß gebeten. Keine Kunst. Er kam an mit einer Dose Bodybuilder-Eiweiß. Erdbeerrosa. Angereichtert mit BASF, wenn Sie mich verstehen. Da war ich beleidigt. Hab ihn um Reineiweiß gebeten. Ohne Chemie. Für meinen reinen Körper.

Zwei Wochen später hat er mir welches hergestellt. Reineiweiß. Ohne Zusätze. Und das hat genauso geschmeckt, wie Sie glauben, dass so etwas schmeckt. Nach Tapetenkleister. Schlimmer, mit einem bitteren Nachgeschmack. Eklig. Da war ich wieder beleidigt.

Und dann begann die Verkostung. Eineinhalb Jahre lang wurden mir regelmäßig kleine Eiweißproben geliefert. Ich habe verkostet und »ähbäh« gesagt.

Inzwischen wusste ich, dass es gehirnaktive Aminosäuren wie Tryptophan und Phenylalanin gibt. Außerdem Arginin, um den Jungbrunnen, das HGH, zu stimulieren. Und habe den Chef gebeten, diese Aminosäuren im Eiweißpulver hoch anzureichern. Sagt er, das ginge nicht. Es gäbe ein deutsches Gesetz. Das könne er nicht machen. Er könne nur Naturprodukte rein verarbeiten. Er dürfe nicht anreichern.

Aber die Natur weiß es wie immer besser

Kein Problem, habe ich gesagt. Er möge doch einfach nur solche Naturprodukte auswählen, die reich wären an diesen geheimnisvollen Aminosäuren. Tja, sagte er, welche sind das? Dann hab ich eben die Geigy-Tabellen angefordert. Aus Basel. Dicke Bücher, Dünnschnittpapier, Tausende von Nahrungsmitteln analysiert auf ihren Gehalt an Aminosäuren. Und habe vier gängige, in Europa leicht erhältliche Ausgangssubstanzen ausgewählt, die reich waren an den von mir gewünschten Aminosäuren.

Nach eineinhalb Jahren waren wir so weit. Ich bekam ein Eiweißpulver, das durch eine bestimmte Herstellungsweise neutral schmeckte. Leicht nach Nuss. Aminosäurenoptimiert! Besonders an solchen fürs Hirn und für die Jugend. Heute gibt's das mit Vanillegeschmack. Sie müssen nur dran schnuppern, und schon nehmen Sie ab. Na, ja …

Das Pulver wächst und wächst

Und weil der Geist weiterarbeitet an den Dingen, die dem Körper optimal gut tun, bin ich auf noch einen Trick gekommen: Das Pulver wurde weiter angereichert mit zwei Aminosäuren. Erstens mit Methionin. Die wichtigste. Methionin steht am Anfang der Eiweißmoleküle. Und wenn Sie aus Phenylalanin das Kreativitätshormon erzeugen wollen, muss Methionin da sein. Wenn Sie Tyrosin, den Wachmacher, im Körper aus Eiweiß erzeugen wollen, müssen Sie Methionin zur Verfügung haben. Methionin macht also wach und kreativ.

Und zweitens Lysin. Auch Lysin ist in der neuesten Ausgabe angereichert. Lysin stimuliert Ihr Immunsystem ungeheuer. Ein hoher Lysinspiegel verhindert praktisch jeden Herpes. Herpes an der Lippe wie auch die Gürtelrose. Lysin verhindert den Ausbruch einer Viruserkrankung wie Pfeiffersches Drüsenfieber etc. Lysin ist enorm wichtig für Sportler geworden. Die nicht immer wieder krank werden wollen. Und außerdem kleidet Lysin die Blutgefäße innen wie Teflon aus. Macht sie völlig glatt, so dass das gefährliche Lipoprotein-a nicht ankleben kann. Ein Risikofaktor, der zu Herzinfarkt und Schlaganfall führt, den jeder fünfte Deutsche hat und der – angeblich – nicht zu bekämpfen ist. Doch: Mit Lysin! Und diese beiden Aminosäuren Methionin und Lysin sind zusätzlich beigefügt mit einem kleinen geheimnisvollen Trick: durch Beifügung der Maximaldosis an Carnitin. Dem Stoff, der die Fettverbrennung ankurbelt. Ein Stoff, der genau aus Methionin und Lysin besteht.

Auch für Vegetarier

Für die ist eine ideale Bohne gewachsen, die unglaublich viele Vorteile hat: intelligentes Eiweiß, jede Menge Phytoöstrogene, die vor Krebs schützen. Die Sojabohne. Sie hat nur einen Nachteil: Sie schmeckt grausig aus der Eiweißdose. Nun nicht mehr. Es gibt sie nun auch natur, nichts zugefügt, mit einem Spezialverfahren, die Phytoöstrogene geschont. Und im Geschmack vergleichbar mit dem besten Latte Macchiato.

dos & don’ts

Tanken Sie Eiweißpower. *Das Geheimnis jeder schlanken Linie heißt: Eiweiß acht. Ein hoher Eiweißspiegel ist die Basis für Schlankhormone und Gehirnbotenstoffe, die agil, dynamisch, leistungsfähig, glücklich und zufrieden machen.*

dos

1 **Erst messen:** Lassen Sie vom Arzt Ihren Eiweißspiegel messen. Kostet gerade mal 1,88 Euro. Sobald Sie Ihn ansteigen lassen, wachsen Ihnen Flügel – das Fett schmilzt dahin.

2 **Dann shaken:** Starten Sie den Tag mit einem Eiweißshake. Drei Esslöffel Eiweißpulver in Wasser wenig verrühren oder im Mixer mit Früchten toppen. Eiweiß und Früchte sind eine Topkombination. Die Vitalstoffe der Früchte sorgen dafür, dass die Aminosäuren dort ankommen, wo sie gebraucht werden: an der Körperzelle.

3 **Alle vier Stunden auffüllen:** Sie brauchen alle vier Stunden eine Portion Eiweiß, 30 bis 40 Gramm – ohne Fett. Picken Sie sich aus der Tabelle auf Seite 92f. etwas heraus. Wenn Sie nicht kochen wollen, dann shaken Sie.

4 **Klug kombinieren:** Pflanzliches mit tierischem Eiweiß. Oder Getreide mit Gemüse. Das macht das Eiweiß für Ihren Körper wertvoller. Zum Beispiel: Kartoffeln mit Ei. Fisch mit Bohnen. Getreide mit Milch. Bohnen plus Mais.

5 **Trinken, trinken, trinken:** Unterstützen Sie Ihre Nieren tatkräftig. Tatkräftig heißt: Mindestens drei Liter täglich trinken. Mineralwasser, Gemüsesäfte, Tees.

6 **Bauen Sie Fisch und Soja in Ihr Leben ein:** intelligentes Eiweiß. Wenn Sie keinen Fisch mögen, dann holen Sie sich die Omega-3-Fettsäuren aus der Apotheke.

7 Achten Sie auf Ihre B-Vitamine: Sie brauchen diese, um Eiweiß im Körper aufzubauen. Sie sollten in einem guten Vitaminpräparat enthalten sein.

B5, Pantothensäure: 10 bis 30 Milligramm
B6, Pyridoxin: 10 bis 40 Milligramm
B9, Folsäure: 400 bis 1000 Mikrogramm
B12, Cobalamin: 5 bis 15 Mikrogramm

8 Nichts verbrennt ohne Carnitin: Es schleust Fettmoleküle in die Mitochondrien. Wandelt Fett in Energie um. Steckt vor allem in Fleisch und Geflügel. Zwei bis vier Gramm extra pro Tag (zum Beispiel in einem guten Eiweißpulver) verbessern laut Studien die Sauerstoffaufnahme, powern Ihr Immunsystem (Geheimtipp!), steigern die Leistung und bauen Fett und müde machende Milchsäure ab.

don'ts

1 Meiden Sie die Wurstsemmel: Wurstsemmel heißt nicht Eiweiß. Auch nicht Wurstbrot. Das ist des Deutschen effektivstes Mastmittel. Die Semmel und das Brot locken das Insulin. Das träge Fett der Wurst landet auf der Hüfte.

2 Kieler Sprotten in Öl: Wenn der Fisch unter die Butter oder Sahne taucht, dringen die Aminosäuren nicht schnell genug ins Blut, um ihre segensreichen Wirkungen zu entfalten. Denn: Fett lähmt die Verdauung.

3 Sagen Sie nicht: unnatürlich. Sagen Sie nicht: Igitt, ein Pulver! Denken Sie um. Eiweißpulver ist nichts anderes und für Ihren Stoffwechsel angenehmer als das Kohlenhydratpulver Mehl.

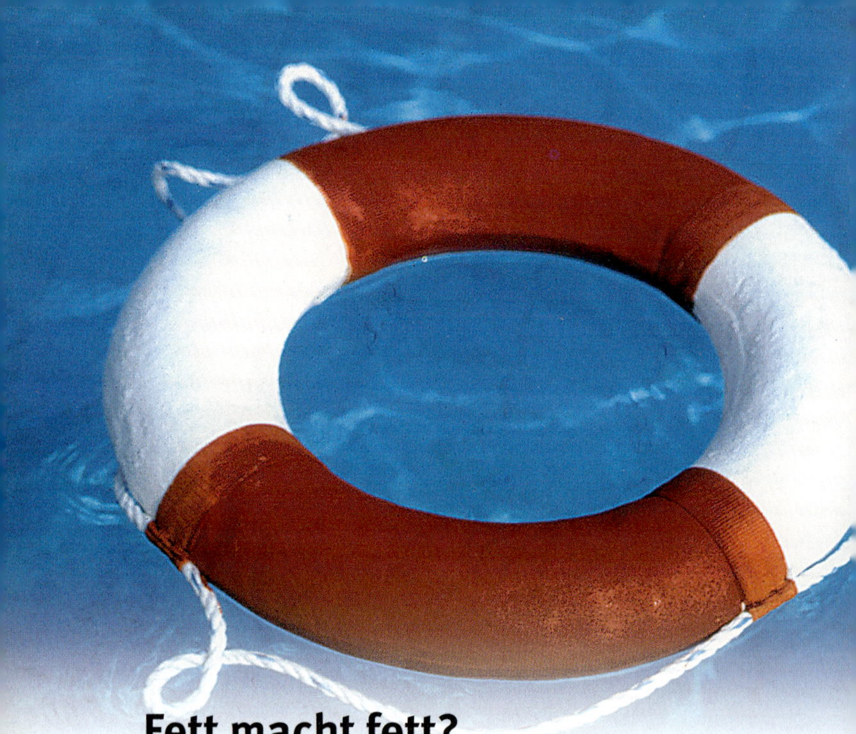

Fett macht fett?

Hören Sie auf, Fettaugen zu zählen. Nur träges Fett setzt sich auf der Hüfte nieder. Aktives Fett hält gesund, jung und schlank. Wieso? Pflanzliche Öle locken die Superhormone des Körpers, die guten Eicosanoide – wahre Zauberstoffe. Fett macht fett: Ja, wenn man morgens die Butter vom Brot kratzt, mittags die Fettaugen in der Suppe rausfischt, abends einen Familienbecher Sahneeis »light« isst.

Würde Fettsparen schlank machen, hätten sich die Bewohner von »light world« schon längst in Luft aufgelöst. Nur: Nie war der Amerikaner so dick wie heute. Wenn ein dicker Mensch meine Praxis betritt, erzähle ich ihm etwas über Eicosanoide. Die Superhormone des Körpers. Die kann man nicht messen, die muss man machen – täglich immer wieder. Es gibt träges Fett und aktives Fett.

Nur träges Fett wandert auf die Hüfte

Tierische Fette (Wurst, Käse, Sahne, rotes Fleisch) liefern gesättigte Fettsäuren. Die haben keine Lust zu reagieren. Sie möchten sich nur zur Ruhe legen. Auf Ihrer Hüfte. Der Chemiker sagt: Sie sind satt, reaktionsträge. Gehen mit anderen Molekülen kaum neue Verbindungen ein. Kommt so ein gesättigtes Fett in Ihrem Körper an, wandert es sofort zur Fettzelle. Denn sie mag nur die müden, reaktionsarmen Moleküle. Sonst würde in der Fettzelle getanzt und gearbeitet, und es würde ein ziemliches Stoffwechselchaos herrschen, das Energie verbraucht. Das will der Körper nicht. Er braucht träge Speicherenergie. Das war früher überlebensnotwendig. Da hat der Körper in Notzeiten seine kleinen trägen Energiesäckchen geleert. Nur: Dieses träge Fett beschränkt sich nicht nur auf den mittleren Ring. Es lagert sich auch in den Gefäßen ab. Lässt sie zur Arteriosklerose verfetten, verkalken. Diese führt zu Herzinfarkt und Schlaganfall. Und es macht sich in den feinen Denkkanälchen im Gehirn breit, die Gedanken fließen langsamer, tranig. Träges Fett erstickt jeden Geistesblitz.

Aktives Fett hält schlank

Ungesättigte Fettsäuren sind hungrig darauf, mit anderen Stoffen zu reagieren. Ihre Doppelbindungen können sich unter Energieabgabe blitzschnell lösen. Und die freien Arme greifen nach einem anderen Molekül. Und was passiert im Körper? Er baut sich aus diesen aktiven ungesättigten Fettsäuren Stoffe, die für ihn nötig sind: Sie halten die Zellwände jeder Körperzelle geschmeidig und jung. Vor allem in Nervenzellen lagern sich die gesunden Fettmoleküle ab. Der Körper bildet aus den aktiven Fettsäuren die Superhormone Eicosanoide, die den ganzen Menschen auf schlank und gesund trimmen.

Eicos – die Superhormone

Eicosanoide stehen über den Hormonen. Sie tummeln sich nicht im Blut, sondern agieren gleich von Zelle zu Zelle. Die Gewebshormone kontrollieren Ihre Abwehrkräfte, Ihr Herz-Kreislauf-System, Ihre Nerven, Ihre Fortpflanzung, Ihre Atmung, Ihre Gesundheit und Leistungskraft. Es gibt gute und schlechte Eicos. Und die müssen sich die Waage halten. Mit zu viel schlechten Eicos sehen Sie alt aus. Denn sie machen krank, sie verursachen Allergien, Bronchialasthma, Bluthochdruck, Arteriosklerose, hohen Blutfettspiegel, verdicktes Blut (Thromboseneigung), rheumatische Probleme, Schmerzen, Entzündungen und Übergewicht. Schlechte Eicosanoide locken Insulin, und Insulin vermindert seinerseits die Bildung der guten Eicos. Die Folge: Fett bleibt auf der Hüfte liegen. Viele gute Eicos hingegen bedeuten: wenig Insulin. Das Schlankhormon Glukagon kann ackern.

Und was lockt die schlechten Eicos?

- Tierische Fette.
- Zucker. Kohlenhydratreiche Ernährung (oder auch Diät) behindert also immer Fettabbau über den Mechanismus: Insulin lockt schlechte Eicos.
- Transfettsäuren (aus vielen Fertigprodukten).
- Ein Zuviel an mehrfach ungesättigten Fettsäuren.
- Arachidonsäure, die Vorstufe der schlechten Eicos, steckt in Eidotter, Innereien und in fettem rotem Fleisch.
- Stress. Der führt im Körper nämlich zur Bildung von Arachidonsäure.
- Zu viel Omega-6-Fettsäuren. Diese stecken in Distel-, Maiskeim- und Sonnenblumenöl.
- Zu wenig Omega-3-Fettsäuren. Sprich zu wenig Seefisch, Leinöl, Erdnussöl und Hanföl.

  Einfach ungesättigte Fettsäuren, wie das Olivenöl, locken die guten Eicos. Sie hemmen Allergien, nehmen dem Dickhormon Insulin die Kraft, wappnen gegen Stresshormone, kräftigen das Herz, regulieren den Blutdruck runter, lindern Schmerzen und Entzündungen, lassen das Blut besser fließen, helfen bei Krankheiten der Haut, wie Neurodermitis und Schuppenflechte, hemmen die Zellwucherung und stimulieren das Immunsystem. Gute Eicos halten schlank. Weil sie gegen den Dickmacher Stress wappnen und den Körper auf aktiv umstellen. Gute Eicos halten Sie jung, fit und leistungsfähig, sie sorgen dafür, dass Sie länger und gesünder leben. Gute Eicos kontrollieren die Freisetzung des effektivsten Schlankhormons, das wir kennen: das Wachstumshormon aus der Hypophyse (siehe ab Seite 121).

•••nachschlag

Auch das noch: Schlechte Eicos bauen Fettzellen.

Zu viel schlechte Eicos machen dick, weil sie den ganzen Menschen lahm legen. Forscher vermuten schon lange hinter Fettsucht ein Zuviel an schlechten Eicosanoiden.

Doch das ist neu, neu und schier unglaublich! Amerikanische Forscher des Salk Instituts in La Jolla fanden heraus: Ein schlechtes Eico, ein Abkömmling des Prostaglandin J2 veranlasst eine normale Bindegewebszelle dazu, sich in eine Fettzelle zu verwandeln. Schlechte Eicos verwandeln also straffes, schönes, gesundes Bindegewebe (Fibroblasten) in hässliche, Fett schluckende Adipozyten, also in Fettzellen.

Was lockt gute Eicos?

- Einfach ungesättigte Fettsäuren aus Olivenöl, Mandelöl, Haselnussöl, Avocadoöl, Rapsöl, Erdnussöl.
- Omega-3-Fettsäuren aus Seefisch, Leinöl, Erdnussöl und Hanföl.
- Entspannung. Anleitung dazu finden Sie ab Seite 182.
- Eiweiß ohne Fett.
- Natürliche Kohlenhydrate aus Getreide, Gemüse und Obst (über einen niedrigen Insulinspiegel).
- Kontinuierliche Bewegung im Sauerstoffüberschuss. Rad fahren, Walken, Joggen. Anleitung ab Seite 174.

Die guten Eicos muss man schützen

Sie essen künftig mehr ungesättigte Fettsäuren, die Bausteine der Eicos? Dann müssen Sie diese in Ihrem Körper auch schützen. Damit sie der Sauerstoff nicht oxidiert, brauchen Sie Antioxidanzien. Vitamin C, Vitamin E, Beta-Karotin und das Spurenelement Selen.

Bei der Herstellung der guten Eicosanoide spielen die folgenden Vitalstoffe eine Rolle: Vitamin B3, Vitamin B6, Zink und Magnesium.

Das Gold des Mittelmeers heißt Olivenöl. Seine aktiven Fettsäuren schützen das Herz, halten schlank und jung.

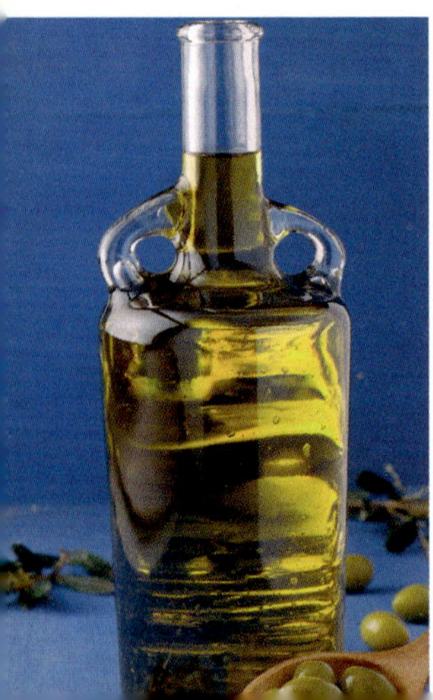

Gourmet und Doktor sind sich da einig ...

Ein Glas Rotwein, ein Stück Brot und ein Schälchen voll schimmernder grüner Perlen des Mittelmeers – Gourmet und Doktor sind sich einig: mehr braucht das Herz nicht. Oliven verblüffen weltweit die Wissenschaftler. Denn sie sind der Hauptgrund, warum Kreter so alt werden wie sonst niemand auf der

Erde: über 100. Dank Olivenöl. 480 Millionen Olivenbäume wachsen rund ums Mittelmeer. Ein Baum schenkt rund 20 Kilo Oliven. Ausgepresst füllen sie vier Literflaschen mit grün-goldenem Öl. Pure Medizin. Und 100 Jahre wird, wer täglich ein Schnapsglas voll trinkt oder das goldene Öl auf sein Frühstücksbrot träufelt. Die Wirkstoffe: Was für den Gourmet das Aroma, ist für den Doktor die einfach ungesättigte Fettsäure. Im kaltgepressten Olivenöl stecken bis zu 75 Prozent dieser probaten Herzschützer. Unzählige Studien belegen: Die einfach ungesättigten Fettsäuren senken den Cholesterinspiegel, halten die Gefäße geschmeidig und den ganzen Menschen jung. Das Öl kleidet die Magen- und Darmschleimhäute aus, verhindert, dass Gifte in den Organismus dringen.

••• gut zu wissen

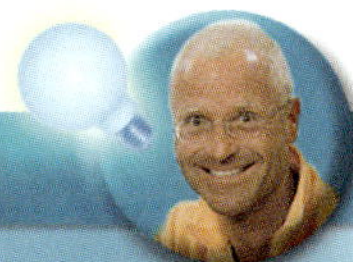

Fett lockt Cholezystokinin

Warum isst man vor dem Essen eine Suppe oder einen Salat mit Olivenöl? Ganz einfach, um schlank zu bleiben. Durch Cholezystokinin. Das Fettauge in der Suppe zwinkert der Bauchspeicheldrüse zu: Hallo, ich bin's, Feeettt. Daraufhin schüttet die Bauchspeicheldrüse ihr Cholezystokinin aus, das dem Gehirn sagt: Versorgung geht klar. Alle Schalter auf satt stellen.

Soll man nun tierisches Fett meiden?

Nein. Nur weniger davon essen. Der Deutsche isst im Schnitt 140 Gramm Fett am Tag. Zum Großteil tierisches

Fett. Das ist doppelt so viel, wie ihm bekommt. Man soll grundsätzlich nicht meiden, was die Natur einem schenkt: Rindfleisch, Milch, Butter, Käse, Jogurt liefern CLA, die konjugierte Linolsäure. Sie schützt vor Krebs. Gemüse hat das nicht. Und CLA macht schlank.

Dazu eine neue Studie aus Schweden: Wissenschaftler der Universität Uppsala verabreichten 25 übergewichtigen Männern vier Gramm CLA (konjugierte Linolsäure) pro Tag. Das Ergebnis: Das Bauchfett schwand. Ohne Diät, ohne Training.

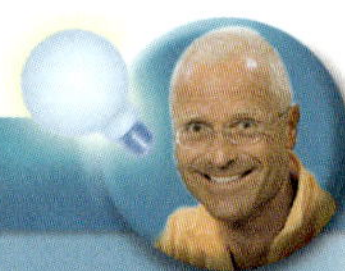

••• gut zu wissen

Rostschutzmittel

Sie essen künftig mehr ungesättigte Fettsäuren? Dann müssen Sie diese in Ihrem Körper auch schützen. Damit sie der Sauerstoff nicht oxidiert, brauchen Sie Antioxidanzien. Vitamin C, Vitamin E, Beta-Karotin und Selen. Genauso wie B3, B6, Zink und Magnesium. Pflanzenöle, Gemüse und Obst versorgen mit den Vitaminen E, C + Beta-Karotin.

- Vitamin B3 steckt in Thunfisch, Pute, Huhn, Lachs.
- Vitamin B6 steckt in Thunfisch, Lachs, Forelle, Puter.
- Zink ist in Kabeljau, weißen Bohnen, Pute und Magnesium in Thunfisch, Tofu, Seezunge.

Finger weg von Transfettsäuren

Sie können sich gleich ein bisschen Arsen aufs Brot schmieren, wenn Sie nicht darauf achten, dass Ihrem Körper Transfettsäuren fern bleiben. Sie entstehen durch Druck- und

Wärmebehandlung in der Fabrik aus ungesättigten Fettsäuren. Sie schaden den Blutgefäßen und dem Herz, sie schädigen das Erbgut, stehen in Verdacht, Krebs zu erregen – und sie verschieben das Eico-Gleichgewicht eindeutig in Richtung »schlecht«.

Transfettsäuren finden Sie in der billigen Margarine, in Fertigprodukten von Keks über Pizza bis Pommes. Achten Sie auf die Aufschrift »gehärtete Fette« und lassen Sie Ihren Gaumen von dem Gift.

Einblick in den Fettstoffwechsel

So bauen wir Fett an: Sie schlingen unter Dauerstress einen Schokoriegel (= Fett + Zucker) herunter. Was dann passiert, ist schnell erzählt:

Das Dickhormon Insulin gesellt sich zum Stresshormon Cortisol, und beide treiben die Lipoprotein-Lipase an. Das Enzym, das Fett in die Fettzellen schickt. Der mittlere Ring wächst. Nach dem zweiten Riegel schwimmt auch zu viel Zucker im Blut, das der Körper in Fett umwandelt. Nach dem dritten Riegel schickt die Fettzelle ihr Hormon Leptin ins Blut, das im Gehirn den Appetit unterdrückt. Nur – das Gehirn hört bei Menschen mit Übergewicht leider nur ziemlich selten auf die Botschaft. Sie essen auch den vierten und fünften Riegel. Und die Ringe auf der Hüfte vermehren sich immer weiter.

Und so bauen wir Fett ab: Wenn Sie im akuten Stress sind oder Sport treiben, docken die Hormone Adrenalin und Noradrenalin an der Fettzelle an, saugen das Fett heraus und schicken es schließlich zum Muskel zur Verbrennung. Der verbrennt aber nur, wenn Sie alle nötigen Vitalstoffe haben, Eiweiß, Vitamine & Co. Und sich auch wirklich bewegen. Wenn nicht, dann wächst der Hüftspeck und es schwimmt zu viel Fett im Blut.

Ein Wörtchen zum Cholesterin

Laut statistischem Bundesamt haben 75 Prozent der Deutschen einen Cholesterinwert über 200 Milligramm/Deziliter. Das tut erst nicht weh. Lange Zeit. Bis die Adern durch ranziges Cholesterin so verstopft sind, dass es zum Herzinfarkt oder Schlaganfall kommt. Das tut es aber nur, wenn freie Radikale das LDL-Cholesterin oxidieren. Wenn Sie genug Antioxidanzien in Form von Vitamin C, E, Beta-Karotin und Selen aufnehmen, macht Ihnen das Cholesterin nichts aus.

••• nachschlag

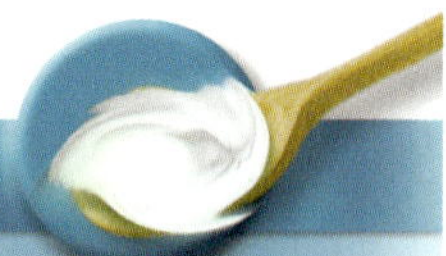

Keiner redet über Homozystein

Homozystein entsteht im Körper als Abbauprodukt der Aminosäure Methionin. Homozystein schlägt Kerben in die Gefäßwände, aktiviert die Bildung von Blutgerinnseln. Die Folgen: Herzinfarkt, Schlaganfall, frühe Demenz. Vor Homozystein muss sich kein Mensch fürchten, B-Vitamine B6, B12 und Folsäure vernichten das Zellgift. Lassen Sie Ihren Homozysteinspiegel messen, er sollte unter 10 Mikromol pro Liter Blut liegen. Ein gutes Vitaminpräparat mit B-Vitaminen schützt.

Wie wird man sein Cholesterin wieder los?

Eines dürfte sicher sein: Es ist nicht so sehr das Cholesterin im Ei, das den Spiegel ansteigen lässt, vielmehr die Liebe zu tierischem Fett.

Wurst, Sahne, Käse, Braten enthalten die trägen gesättigten Fettsäuren, die das LDL-Cholesterin in die Höhe treiben. Einfach tierische Fette minimieren, und schon sinkt das schädliche LDL-Cholesterin!

Die schädlichsten Fette stecken in Fertigprodukten, diese sollte man tunlichst meiden.

Vegetarier haben niedrige Cholesterinspiegel. Wer mehr Obst und Gemüse isst, senkt ihn automatisch. Und hebt das gute HDL an.

Mit dem Übergewicht steigt meistens (allerdings nicht immer!) auch der Cholesterinspiegel. Wer abnimmt, senkt dadurch automatisch das böse LDL-Cholesterin und hebt das gesunde HDL an.

Mehr pflanzliche Öle und Fischöle auf dem Teller lassen das LDL-Cholesterin sinken.

Weitere Cholesterinsenker kommen aus dem Pflanzenreich: Ballaststoffe und Phytosterine aus Gemüse, Obst, Sojabohnen und Hafer binden Cholesterin und schleusen es schon im Darm aus dem Körper heraus.

Der effektivste Cholesterinsenker heißt: Bewegung. Also laufen Sie, locker, tänzelnd, täglich eine halbe Stunde. Und dann steigt auch das gute HDL wieder an.

Fettquellen

Gute Quellen einfach ungesättigter Fettsäuren: Mandelöl, Haselnussöl, Olivenöl, Avocadoöl, Rapsöl, Macadamianussöl, Erdnussöl, Sesamöl.

Vorsicht Linolsäurehaltig (Omega-6): Distelöl, Walnussöl, Sonnenblumenöl, Sojaöl, Maiskeimöl, Weizenkeimöl.

Linolensäurehaltige Öle (Omega-3): Leinöl, Erdnussöl, Rapsöl, Hanföl.

Omega-3-Fettsäuren aus Fischen: Lachs, Dornhai (Schillerlocken), Makrele, Hering.

dos & don'ts

Hüpfen Sie *über die Fettnäpfchen des Lebens. Fett ist nicht gleich Fett: Aktives pflanzliches Fett sorgt für viele gute Eicos und stellt den ganzen Menschen um auf schlank und gesund.*

dos

1 **FdH, Fett die Hälfte:** Die Deutschen essen im Durchschnitt 140 Gramm Fett pro Tag. 70 Gramm reichen. Doch meiden alleine hilft nichts, Sie müssen das Fett auf der Hüfte verbrennen. Das funktioniert nur mit Bewegung.

2 **Ölwechsel:** Minimieren Sie tierische Fette aus Wurst, Sahne, Käse, Eigelb, rotem Fleisch. Steigen Sie um auf die gesunden pflanzlichen Fette und Fisch.

3 **Gehen Sie dreimal pro Woche auf Seefischfang:** Kaufen Sie ruhig auch fettreiche Fische wie Makrele, Hering, Lachs, die versorgen den Körper mit lebenswichtigen Omega-3-Fettsäuren.

4 **Der Gesundstar Linolensäure:** Täglich ein Teelöffel Leinöl, ein Esslöffel Erdnussöl oder Leinsamen liefert die lebenswichtige Linolensäure. Sie schlüpft nicht in die Fettdepots und lockt jede Menge gute Eicos.

5 **Einfach merken! Einfach ungesättigte Fette:** Neben Olivenöl sind auch Rapsöl, Erdnussöl, Haselnussöl, Sesamöl reich an dem Gesundmolekül Ölsäure. Man kann sie ohne Bedenken erhitzen.

6 **Knack die Nuss:** täglich. Täglich ein Esslöffel Nüsse halten geistig fit und das Herz gesund. Sie liefern neben pflanzlichem Fett Mineralien und Spurenelemente.

7 **Geflügel, Kalb, Wild und Lamm den Vortritt:** Denn Schwein und Rind verschieben das Verhältnis gute/schlechte Eicos im Körper, das lockt das Insulin, und die Fettdepots wachsen.

8 Avocado, ja bitte: Ölsäure und Vitamine machen die dicke Tropenfrucht zu einem schlanken Gesundsnack.

9 Leibwächter für die guten Fette: Die Antioxidanzien Vitamin C, Vitamin E, Beta-Karotin und Selen schützen das Cholesterin davor, ranzig und gefährlich zu werden.

10 Unterstützen Sie die guten Eicos: Vitamin B3, Vitamin B6, Zink und Magnesium braucht der Stoffwechsel, um die Schlank-Superhormone zu bilden.

11 Erste Wahl, kaltgepresst: Die schonende Behandlung des Öls bewahrt Fettbegleitstoffe und Aromen. Nur kleine Mengen kaufen, schnell aufbrauchen.

don'ts ↓

1 Weniger Fett, vor allem vom Tier: Vor allem die tierischen Fette (Wurst, Sahne, Käse, Eigelb, rotes Fleisch) sind träge und wandern sofort auf die Hüfte.

2 Rotes Fleisch, künftig ein kleines rotes Tuch: Fettes Schweinefleisch, Rind und Innereien stecken voller Arachidonsäure. Die ist Baustein für die schlechten Eicos.

3 Meiden Sie Frittiertes und Fertigprodukte: In Pommes frites, Nuggets, Blätterteig, Pizza und Chips verstecken sich neben Schnell-auf-die-Hüfte-Fette auch die gefährlichen Transfettsäuren.

4 Nicht zu viel Omega-6-Fette: Sie sind zwar lebensnotwendig, aber es steckt genug im Essen. Täglich ein Esslöffel Distelöl, Maiskeimöl oder Sonnenblumenöl reicht.

5 Vorsicht! Süß und fettig: Kombinieren Sie Zuckerhaltiges nicht mit Fett. Insulin schießt ins Blut und sperrt das Fett direkt in den Depots auf Hüfte, Bauch und Co ein.

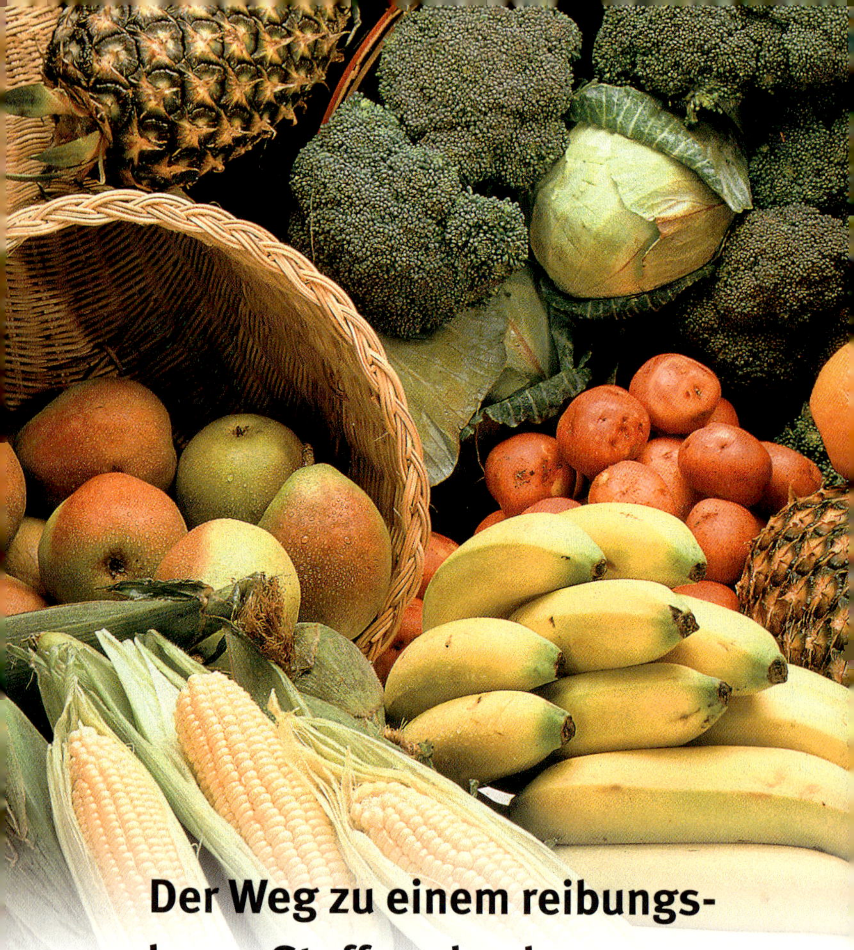

Der Weg zu einem reibungslosen Stoffwechsel

Wir verhungern im Überfluss. Buchstäblich. Die Kalorien quellen uns zu den Ohren hinaus, aber unsere Körperzellen verhungern. Sie bekommen zu wenig Vitalstoffe. Essenzielle Nährstoffe. Weil die in unserem Essen nicht mehr drin sind. Inzwischen wissen Sie ja, woher das kommt: Die Böden sind ausgelaugt, die Lebensmittel liegen so lange herum, bis sie Totmittel sind. Aber das Wichtigste: Wir essen nicht genug.

Wussten Sie das? Unsere Vorfahren haben gearbeitet. Ich meine auf dem Felde. Also richtig körperlich anstrengend. Oder als Jäger und Sammler. Haben sich den ganzen Tag bewegt und vielleicht 4000, sicher auch mehr Kilokalorien pro Tag verbraucht. Wir können uns heute vielleicht 2000 leisten, bevor wir in die Breite gehen. Und in 2000 Kilokalorien noch so guter Nahrung können eben überhaupt nicht genügend Vitalstoffe enthalten sein.

Wir haben den falschen Beruf. Konsequent wäre: zurück aufs Feld. Oder Profisportler werden. Die andere Idee wäre: auswandern, nach Südamerika. Dort sind noch ein paar mehr Vitalstoffe im Boden und in der Nahrung.

Wie glücklich sind Ihre Zellen?

Der Weg zu einem reibungslosen Stoffwechsel führt über eine satte, glückliche Zelle. Satt an und glücklich über ausreichend Vitalstoffe. Haben Sie nicht. Das bestätigt die Deutsche Gesellschaft für Ernährung (DGE). Sie sagt auch: Es geht mit etwas gutem Willen über die Ernährung. Ja, tut es. Nur, Sie tun es nicht. Sie essen nicht kiloweise frisch vom Beet, lebendig, also ungekocht. Sie essen nicht mindestens fünfmal am Tag Gemüse und Obst, wechseln nicht in den Farben, den Sorten. Sie essen nicht täglich Vollkornprodukte, nein, Sie essen Fertigprodukte. Weil es schnell gehen muss. Sie haben keine Zeit. Denn Sie sind im Stress – der Stress-Stoffwechsel frisst Ihnen Vitalstoffe weg. Und wahrscheinlich sind Sie dick, sonst würden Sie »die diät« nicht in der Hand halten. Sie brauchen also viel mehr Vitalstoffe, um Ihr Mehr an Körpermasse zu versorgen. Und um es loszuwerden. Nun könnte ich ein Buch über Vitalstoffe schreiben – ganz unter uns: Hab ich schon, es heißt »Forever Young, das Ernährungsprogramm«. An dieser Stelle möchte ich Ihnen nur noch einmal ans Herz legen: Kümmern Sie sich um Ihre Vitalstoffe. Lassen Sie beim Arzt messen, was Ihnen fehlt. Füllen Sie alles auf. Denn nur dann, wirklich nur dann, funktioniert auch Ihr Fettstoffwechsel und zwar in Richtung schlank.

Eine Ode an die Früchte der Natur …

Das Wertvollste, was Ihnen der Herrgott mit auf die Welt gegeben hat, sind Früchte – Nüsse und Samen, Obst und Gemüse. Grünzeug hat mehr zu bieten als Vitamine – Grünzeug ist pure Medizin. Nur: Sie essen es nicht. Jeder sagt: Tu ich doch. Stimmt nicht. Sie essen im Schnitt gerade mal 200 Gramm pro Tag von den Light-Produkten der Natur, die Sie nicht nur schlank halten, sondern auch gesund, fit, jung. Nicht nur das: Die Früchte aus der Natur schützen sogar vor Krebs.

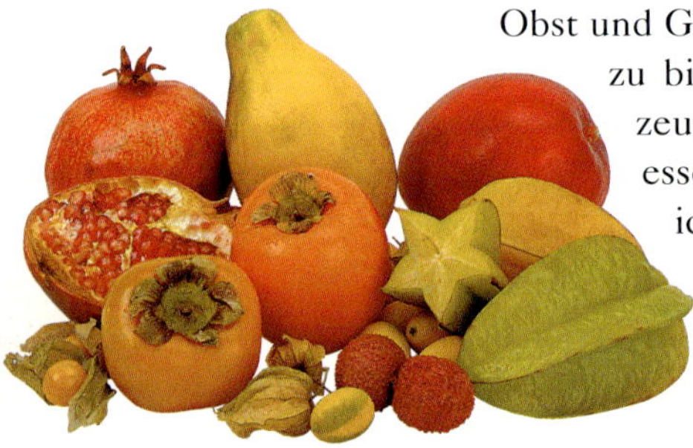

Von weisen Bären und schwangeren Elefantenkühen

Die neue »Ess-Klasse«, so beschreibt Geo Wissen die Päckchen mit sekundären Pflanzenstoffen, die sich sogar Tiere zunutze machen. Am besten gefiel mir die Geschichte vom Grizzlybären. Den erwischten Forscher beim Kauen von Weidenrinde. Tut der normalerweise nie, steht nicht auf seinem Speiseplan. Aber das entdeckten die Forscher: Der kluge Bär packte sie auf einen kariösen Zahn. Warum tat er das nur? Weidenrinde enthält Azetylsalizylsäure. Uns bekannt als Aspirin. Andere Verhaltensforscher beobachteten eine hochschwangere Elefantenkuh. Kurz vor der Entbindung machte sie sich auf einen 27 Kilometer langen Weg zu einem Baum aus der Familie der Boraginaceae-Gewächse. Den fraß sie ganz auf. Kenianische Frauen brühen aus dessen Blättern einen Tee, der die Wehen einleitet.

Tiere sind klug. Der Mensch war das auch mal. Er nutzte die Pflanzen, die um ihn herum wuchsen, nicht nur als Sattmacher und Gaumenschmaus, sondern als Medizin. Der Mensch wusste, dass der Spargel entwässert, dass Knoblauch Entzündungen hemmt, Rote Bete gut fürs Blut ist, Chili den Darm von Krankheitserregern putzt, Dinkel den Körper von Giften befreit. Und heute forschen die Wissenschaftler wie verrückt, um diese Heilsubstanzen aus der Roten Bete, aus der Artischocke, aus dem Kohl, dem Spargel, dem Knoblauch zu extrahieren, daraus eine Pille zu basteln oder sie in das zu stecken, was Sie essen: in das Fertigprodukt.

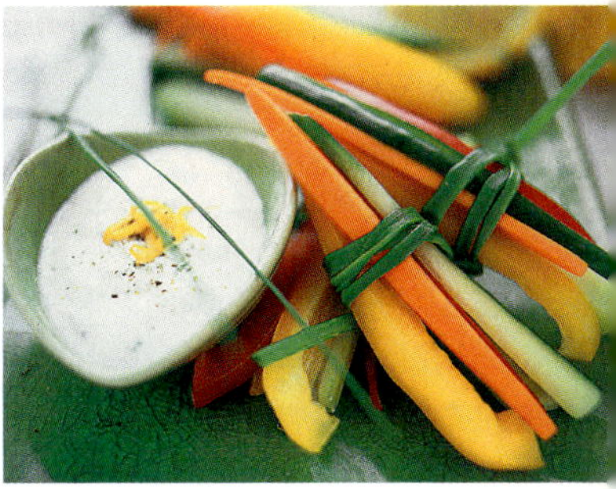

Gemüsestreifen zum Dippen und Snacken. Wenn das kein leckeres Muss ist!

Und nun kommt Drohmedizin. Sie wissen, die mag ich nicht. Aber wenn Sie das nicht kapieren, dann hilft Ihnen alles nichts: Sie müssen künftig mindestens 600 bis 800 Gramm Obst und Gemüse am Tag genießen. Und das am besten frisch, optimal vom Biobauern, direkt von einem aus Ihrer unmittelbaren Nähe.

Warum? In einem Apfel stecken 10 000 Wirkstoffe, und nur 200 kennt der Chemiker, der Ihnen die Pillen dreht. Es gibt also noch Hunderte ganz sicher auch lebensnotwendige Stoffe im Obst, die wir noch gar nicht kennen. Das nenne ich Leben. Leben essen! Und wenn Sie nicht mehr von diesem Leben essen, hilft Ihnen auch die Vitaminpille nichts.

... und an den Wasserhahn

Wir kommen aus dem Wasser, bestehen aus Wasser, enden als Staub. Altern ist ein lebenslanger Dehydratationsprozess. Kaum liegen wir in der Wiege, trocknen wir schon aus. Ein Säugling besteht zu 75 Prozent aus Wasser, ein Erwachsener zu 60 Prozent. Ein alter Mensch zu 50 Prozent. 1400 Liter Wasser durchströmen unser Gehirn in 24 Stunden, 2000 Liter passieren in der gleichen Zeit die Nieren, 2,5 Liter Körperwasser geben wir ab – täglich, ohne uns zu bewegen. Um alle 70 Billionen Zellen des Körpers optimal mit dem Lebenselixier zu versorgen, braucht man mindestens drei Liter Flüssigkeit pro Tag. Weniger macht dick. Ideal ist, wenn man nicht wartet, bis der Durst kommt, und jede Stunde ein Glas Wasser trinkt.

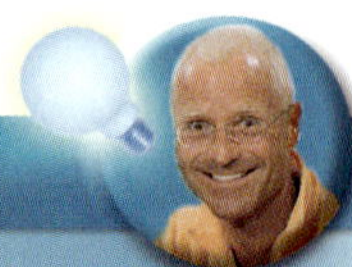

• • • gut zu wissen

Trinken Sie sich satt

Trinken Sie immer, wenn Sie Hunger haben – und vor allem vor dem Essen. Getränke füllen den Magen, der Braten passt einfach nicht mehr rein. Diesen Trinktrick kann man auch nutzen, wenn Süßhunger aufkommt. Wasser, Apfelsaftschorle oder Tee verjagt garantiert die Lust auf Süßes.

Ohne Flüssigkeit kein High-Speed-Stoffwechsel

Wer nicht genug trinkt, so zeigen Studien, fährt seinen Energieverbrauch um zwei bis drei Prozent runter. Durst heißt: Notsituation. Der Körper schraubt den Stoffwechsel runter und bunkert Fett, ein Kilo pro Jahr. Also nie warten, bis der Durst kommt. Beständig trinken. Schon morgens 1,5 Liter, denn das schärft auch noch die Konzentration.

Wer wenig tankt, lockt das Dickhormon: Durstige Zellen schrumpfen und reagieren mit Insulinresistenz. Sie hören nicht mehr auf die Botschaft des Dickhormons Insulin. Die Bauchspeicheldrüse muss mehr davon produzieren – und das, wie Sie bereits wissen, ist unglaublich belastend für die Hüfte. Macht Hüftgold.

Sauer macht nicht immer lustig: Wer Fett wegschmilzt, abnimmt und nicht genug trinkt, übersäuert seinen Körper. Fettdepots abbauen heißt: Fettsäuren dringen aus dem Hüftgefängnis ins Blut und machen es sauer. Die Folgen: Die Haut altert schneller, Wunden heilen schlecht, Müdigkeit, Konzentrationsschwäche, Verschlacken des Bindegewebes, Wasseransammlung im Körper, Zellulite. Langfristig führt Übersäuerung zu Rheuma, Neurodermitis, Krampfadern, Paradontose, Bandscheibenvorfall, Magen-Darm-Erkrankungen, Herzinfarkt und Schlaganfall.

Zu viel Säuren scheidet der Körper aus, mit Hilfe von Schweiß, Harn, Durchfall. Also mit Hilfe von Flüssigkeit. Das wirksamste Mittel gegen Übersäuerung ist: Trinken, Trinken, Trinken.

Wer genug trinkt, spült seine Zellen klar, hilft dem Körper, Gifte auszuschwemmen.

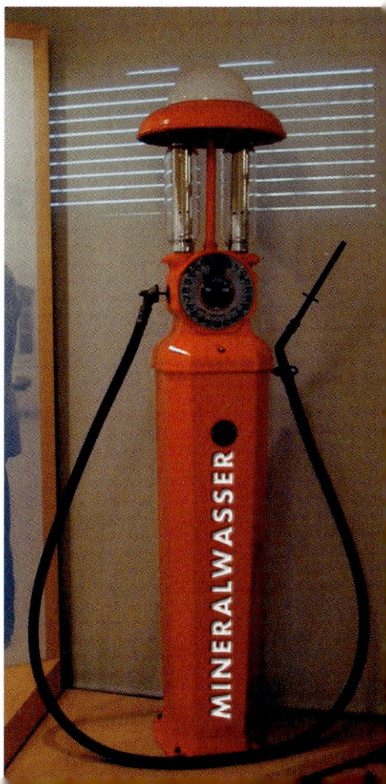

dos & don’ts

Schlankmacher *aus dem Reich der Natur: Der Weg zu einem reibungslosen Stoffwechsel führt über Vitalstoffe, führt direkt über Obst, Gemüse und die richtigen Getränke. Und dann zum Apotheker.*

dos

1 **Messen Sie:** Schlucken Sie Vitalstoffe nicht einfach wahllos. Gehen Sie zum Arzt und lassen Sie messen, was fehlt. Dann gehen Sie in die Apotheke und versorgen sich mit dem, was fehlt.

2 **800-Gramm-Leitfaden für Obst und Gemüse:** morgens eine Schüssel Obstsalat. Täglich ein Glas frisch gepresster Obstsaft und ein Glas Tomatensaft. Ein weiterer Gemüsesaft kann nicht schaden. Essen Sie zwei Portionen Obst zwischendurch und täglich eine große Schüssel Salat. Als Beilage eine Portion gedünstetes Gemüse. Und zum Knabbern zwischendurch stehen Gemüsestreifen bereit.

3 **Bitte Soja:** In Sojabohnen stecken Phytohormone, die vor Brust- und Prostatakrebs schützen.

4 **Zweimal die Woche Kohl:** Heizt die Fettverbrennung an und beugt mit seinen Glucosinolaten Darmkrebs und Herzinfarkt vor.

5 **Würzen Sie mit Zwiebeln und Knoblauch:** Quercetin und Allicin räumen im Blut auf, stärken das Immunsystem – stellen den ganzen Mensch auf jung und gesund.

6 **Knabbern Sie Samen:** wie Sonnenblumen- oder Kürbiskerne und Sesam. Sie senken mit ihren Phytosterinen den Cholesterinspiegel und beugen Krebs vor.

7 **Vollkorn liefert Phytinsäure:** Die senkt das Insulin im Blut, fördert also den Fettabbau.

8 **Täglich ein Glas Wein:** Der Traubenstoff Resveratol entsteht erst bei der Gärung und ist der schärfste Radikalefänger, den wir kennen. Ein Gläschen dann und wann verlängert das Leben – mit sekundären Pflanzenstoffen und Genuss. Trocken wählen. Süßer Wein hat einen hohen GLYX und lockt Insulin.

9 **Tee trinken und jung werden:** Auch mit grünem Tee feien Sie sich vor freien Radikalen und Krebs. Seine Catechine sind hundertmal wirksamer als Vitamin C. Auch schwarzer Tee ist gut. Seine Mineralien (zum Beispiel Mangan und Chrom) und sekundären Pflanzenstoffe locken Schlankhormone, kurbeln die Fettverbrennung an.

10 **Mit Kräutern und Gewürzen prassen:** Sie liefern hochangereichert sekundäre Pflanzenstoffe, die das Immunsystem stärken, die Verdauung und den Kreislauf anregen, Bakterien abtöten, das Blut putzen und Krebs vorbeugen.

11 **Gehen Sie zum Biobauern:** Der kultiviert alte Sorten mit höherem Vitalstoffgehalt. Düngt nicht mit Chemie.

don'ts

1 **Lassen Sie Gemüse und Obst nicht lange liegen:** Zeit killt Vitalstoffe, genauso wie Erhitzen. In der Tiefkühltruhe ist es übrigens gut aufgehoben.

2 **Diese Tankstellen zapfen Sie nicht an:** Fruchtnektar, Isodrinks, Limos, Cola-, Light-Getränke, Hochprozentiges. Auch Bier passt nicht in »die diät«: Es hat einen höheren GLYX als Zucker und hilft, Fett zu horten.

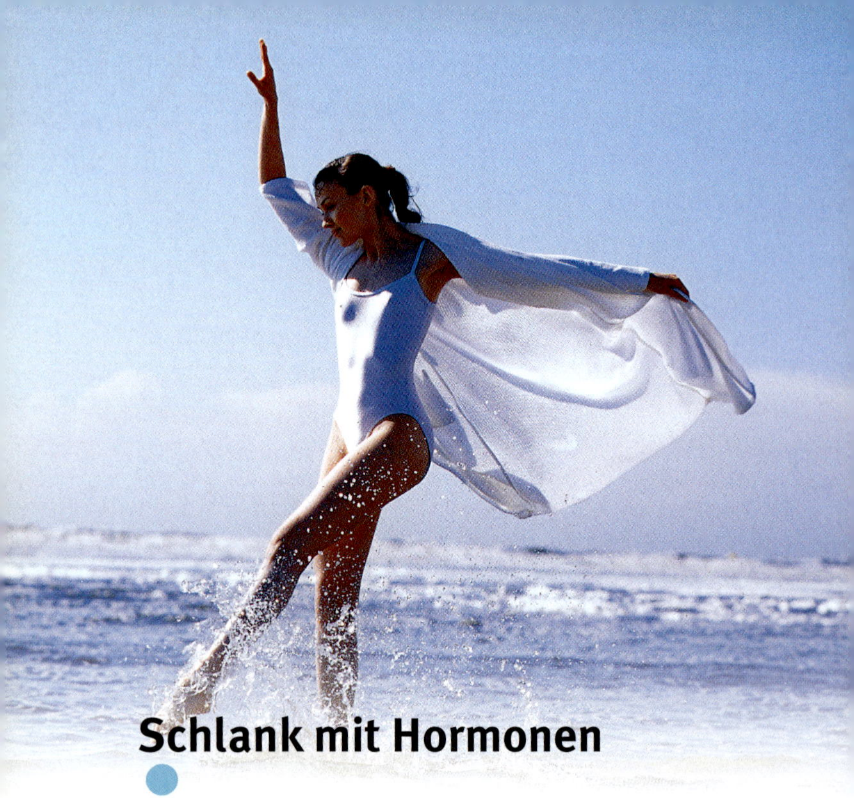

Schlank mit Hormonen

In Ihrem Körper ackern Hormone für Jugend und einen straffen Körper, mehr Energie, einen aktiveren Stoffwechsel. Sie müssen sie nur locken, sie schmelzen Fett weg, bauen Muskeln auf. Machen schlank und vital – mitunter sogar im Schlaf.

Es ist gar keine Kunst, sich im Leben anzustrengen. Sich für das Schlank-und-fit-Werden anzustrengen. Zu hecheln, zu keuchen, zu schwitzen, zu fasten, sich zu kasteien. Menschen, die die Forever-Young-Philosophie kennen, lächeln bei diesen Sätzen. Sie kennen einen anderen Weg. Sie nutzen die verborgenen Kräfte ihres Körpers, sie kurbeln körpereigene Hormone an, die sie dann zum gleichen Ziel – nämlich schlank und fit zu werden – führen. Mit halbem Einsatz. Mit viel weniger Anstrengung. Ohne Kasteiung. Ohne Verzicht. Mit einem Lächeln.

Der Jungbrunnen HGH

Im Reich der Hormone heißt der Kaiser Somatotropin, das Wachstumshormon, kurz HGH. Die stärkste fettverbrennende Substanz im Körper. Wenn man einmal verstanden hat, dass unser Feind Fett heißt – nicht auf dem Teller, sondern im Körper, dass auf dem Weg in den Himmel der Jugend der stärkste Feind das Fett ist, dann versteht man, dass HGH die Schlüsselsubstanz zur Jugend ist. Wenn ein dicker Mensch meine Praxis betritt, sehe ich sofort: zu wenig. Ihm fehlt das Wachstumshormon HGH.

HGH ist unser körpereigener Jungbrunnen, unser Turbomotor für Kraft und Leistung und das effektivste Schlankhormon, das wir kennen. Nur: Dicke Menschen haben zu wenig davon.

HGH (Somatotropin) heißt: mehr Kraft, stärkere Knochen

»Plötzlich hatte ich 100 PS mehr. Mir war, als sei mir der Motor eines Sportwagens eingepflanzt worden«, so ein Profiradfahrer zur Wirkung des Wachstumshormons (Spiegel 20/99). Das Wachstumshormon ist ein Turbomotor!

Auch wenn es für Sie als Normalmensch gar nicht so sehr interessant ist, kann man doch einmal zur Kenntnis nehmen, dass das Wachstumshormon die Anzahl der Muskelzellen vervielfacht. Ihnen also deutlich mehr Kraft und Spritzigkeit gibt. Auch wenn Sie vom Schreibtisch aufstehen wollen. Auch wenn Sie die Treppe hochrennen wollen. Nur – und das ist das Neue und Schöne an diesem Hormon –, gleichzeitig werden auch Knorpel-, Sehnen- und Bänderzellen vermehrt. Also gestärkt. Nicht nur der Muskel wie bei Anabolika, sondern auch der zugehörige Halteapparat inklusive Knorpel (Arthrose!) vermehrt sich durch dieses Wunderhormon.

HGH heißt: mehr Sauerstoff, weniger Fett

Und es geht weiter: HGH beschleunigt auch das Wachstum der Zellen im Bereich des Herz-Kreislauf-Systems. Besonders wichtig ist die Kapillarisierung des Muskelgewebes: Sie bekommen viel mehr feinste Blutgefäße in der Muskulatur. Ihre Muskeln werden mit Sauerstoff versorgt. Warum Sie das interessieren sollte? Weil nur mit Sauerstoff Fett verbrannt werden kann. Weil Ihre Muskeln plötzlich richtig fettverbrennende Muskeln werden, dank der vermehrten Blutzufuhr. Das ist der Trick der Eichhörnchen. Der Trick der Rehe. Und der Untergang des sitzenden Menschen.

HGH heißt: starkes Herz, größere Lunge

Das Wachstumshormon führt zu einer Muskelzunahme im Herz. Es wird kräftiger. Es schlägt deswegen langsamer. Ökonomischer – und schließlich länger. Es schont sich. Wir alle wissen, dass Herzmuskelschwäche eines der häufigsten Leiden des alternden Menschen ist.

Auch Lungenzellen wachsen unter dem Einfluss dieses Turbomotors. Die Lungenkapazität nimmt zu. Also die Größe der Lunge. Und damit die Menge an Sauerstoff, die Sie mit jedem Atemzug Ihrem Körper, Ihren Muskeln und damit Ihren Fettverbrennungsöfchen zuführen. Sie verstehen und begreifen plötzlich, warum das Wachstumshormon das stärkste fettverbrennende Hormon des menschlichen Körpers ist.

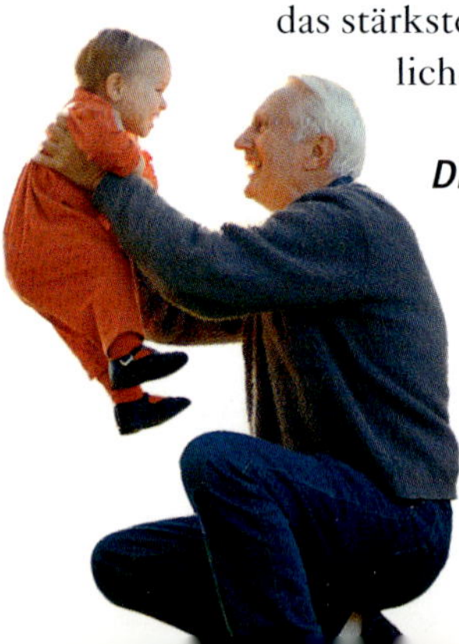

Die Natur weiß alles besser

Diesen Jungbrunnen haben wir alle im Körper. Mit 15. Wenn wir wachsen wollen. Mit 30 ebbt die Produktion ab, und mit 60 haben Sie fast nichts mehr im Blut. Sie werden eben alt. Muss das so

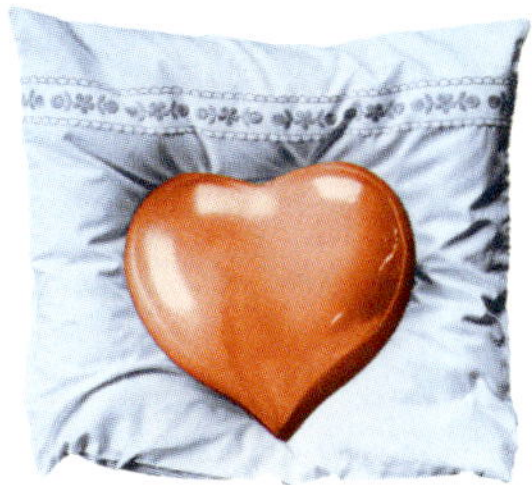

sein? Nein, das muss nicht so sein. Muss man sich HGH spritzen lassen? Nein, muss man auch nicht.

Es gibt ganze Völker, wie die Hunza im Karakorum, die dies instinktiv wissen. Die Techniken anwenden, diesen Wachstumshormonspiegel auch im Alter hochzuhalten. Die im Schnitt über 100 Jahre alt werden. Mit faltiger Haut, blitzenden Augen und wachem Gehirn. Beweglich und lebendig auch als 110-Jährige. Das können wir auch.

•••nachschlag

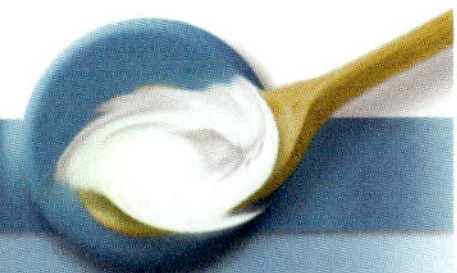

Schlafen Sie gut

Die sensationelle Schlankwirkung des Wachstumshormons belegen viele Studien. Wer lange schläft ist seltener dick. Grund: Wer länger schläft, schüttet mehr Wachstumshormon aus, das Fett abbaut. HGH wird stimuliert durch Tiefschlaf. Also den Schlafzustand, der meistens 30 Minuten nach dem Einschlafen beginnt und nach 1,5 Stunden seinen Höhepunkt erreicht – den Punkt, wo die Hypophyse 40-mal so viel Wachstumshormon freisetzt.

Tiefschlaf kann man ja auch machen. Auf den müssen Sie ja nicht nachts warten. Tiefschlaf lässt sich auch tagsüber erzeugen durch die Technik des Reflextiefschlafes, durch das Einschalten des Alphazustandes ... Mach ich jeden Tag. Und darum werde ich von Tag zu Tag jünger. Lächelnd. Mit einem Augenzwinkern. Eine Anleitung finden Sie auf Seite 182 ff.

Die Basis für das Junghormon heißt: Eiweiß

Wie alles Geniale ist dies ganz einfach. Nur die Wissenschaft vernebelt uns den Blick zu diesen einfachen Tatsachen. Die Wissenschaft forscht und macht kompliziert. Ich will mich hier nicht ausnehmen. Das habe ich als Wissenschaftler persönlich genauso gemacht. Bis ich Läufer wurde. Die Tür aufmachte, die Tür zum Leben, die Tür zur Natur. Die Natur zeigt uns, wie einfach das Ganze geht. Die Natur sagt uns, woraus dieses Hormon besteht. Es besteht nicht aus Fett, nicht aus Kohlenhydraten, nicht aus Vitaminen, sondern aus Eiweiß. Aus reinem, purem Eiweiß. HGH ist eine Kette von 191 Aminosäuren, also Eiweißbausteinen.

Deshalb brauchen Sie Eiweiß. Ist Ihr im Blut gemessener Gesamteiweißspiegel tief, also im unteren Drittel wie bei fast der gesamten deutschen Bevölkerung, dann wird Ihr Körper eben nur wenig Wachstumshormon produzieren können. Also, die gute Lösung ist: Heben Sie durch Eiweiß Ihren Gesamteiweißspiegel an auf acht Gramm/Deziliter Blut.

Das Wichtigste: Insulin niedrig!

Das Wachstumshormon arbeitet nur, wenn man den hormonellen Gegenspieler, nämlich Insulin, tief hält. Tagsüber durch Lebensmittel mit niedrigem GLYX (siehe ab Seite 72). Und abends, weil besonders wirksam: indem man hungert. Das wird Ihnen heute unter dem modernen Wort »Dinner-Cancelling« verkauft. Abends nichts mehr essen. Grauenhaft. Können Sie das? Ich nicht. Natürlich bewundere ich diese Hungerkünstler. Aber dabei, beim Bewundern, bleibt's auch. Ich hab Hunger und dann ess ich.

Beim Dinner-Cancelling geht es darum, abends keinen Insulinausstoß zu haben. Weil man dann nachts, in der Zeit, wo das Wachstumshormon am aktivsten ist, in einen leichten Unterzucker kommt. Und der ist wiederum die stärkste Stimulanz, dass mehr Wachstumshormon gebildet wird. Aber das kann man doch auch mit sattem Bauch erreichen. Indem man etwas isst, was kein Insulin produziert. Fett? Ja. Das wäre eine Möglichkeit. Ein Kilo Schweinebraten. Aber ob Ihnen das nachts bekommt? Nein, die Antwort heißt: Eiweiß. Reines Eiweiß. Also zum Beispiel zehnmal das Weiße vom Ei würde Sie pappsatt machen, kein Insulin stimulieren und denselben Effekt wie Dinner-Cancelling auf Ihre Jugend haben. Würde dem Wachstumshormon erlauben anzusteigen. Ich nehme hierfür Eiweißpulver. Eiweißpulver macht satt und jung.

••• gut zu wissen

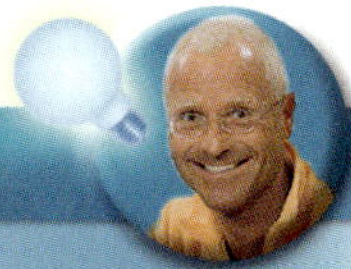

Weniger ist mehr

Sie müssen nicht stundenlang an Kraftmaschinen rackern – dafür haben Sie sowieso keine Zeit. Aber für kleine Trainingseinheiten zwischendurch schon. Neue Forschungsergebnisse zeigen: Acht bis zehn Minuten reichen für die optimale Wachstumshormon-Ausschüttung. Ideal wäre: dreimal am Tag. Denn wer 45 Minuten hart trainiert, drosselt die Produktion des Jungbrunnens. Der Wirkmechanismus: Unmittelbar nach Bewegung steigt das Anti-Aging-Hormon im Blut an.

Und setzen Sie Ihre Muskeln ein

Und Wachstumshormone können Sie stimulieren durch das Laufen oder Walken – das tun Sie täglich, jeden Morgen. Und durch erschöpfende Muskelarbeit. Durch muskuläre Anstren-

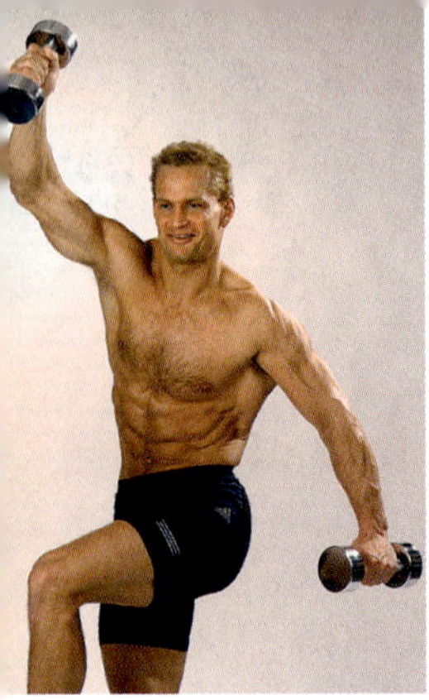

Schon zehn Minuten intensives Muskeltraining kurbeln die Produktion von Wachstumshormon an.

gung. Im Fitnessstudio. Zu Hause. Der Muskel muss weh tun. Weh tun heißt: kleine Einrisse. Das würden wir am nächsten Tag Muskelkater nennen. Diese kleinen Einrisse werden repariert. Und zu diesem Zweck schüttet Ihr Körper Wachstumshormon aus. Das lässt die Muskeln wachsen und nebenbei Fett schmelzen. Sie können also auch im Fitnessstudio schlank werden. Durch Maximalkraftübungen.

Walken Sie, laufen Sie, radeln Sie, gärtnern Sie, treppeln Sie …

Nutzen Sie einfach jede Minute des Tages, die Sie können, um in Bewegung zu bleiben. Denn – das ist eine wunderbare Nachricht – vor allem die kleinen Bewegungshäppchen lassen den HGH-Spiegel rapide ansteigen. Auch bei Ausdauerbelastungen, wie beim Laufen, beim Walken, beim Radfahren, beim Treppensteigen, beim Bügeln, beim Gärtnern, steigt der Wachstumshormonspiegel im Blut an – und zwar in Abhängigkeit zur Dauer. 10 Minuten sorgen für eine kostenlose Jungkur des Körpers. Aufgabe für Ihr künftiges junges schlankes Leben: Bauen Sie einfach jeden Tag zwei bis drei Wachstumshormon-Produktionsphasen ein und machen Sie das Zehn-Minuten-Muskelprogramm (ab Seite 168).

Testosteron – die Lust auf Sex, Sport & schlanke Linie

Testosteron ist mein Lieblingshormon. Eines, das mit jedem Gramm weniger Fett im Körper wieder auftaucht. Ein Hormon der dynamischen, der agilen Menschen. Der Alphamännchen, der Männer, die den Raum betreten – und schon steigt der Testosteronspiegel aller anderen an. Entschuldigung: Natürlich ist Testosteron auch das Hormon der Alphaweibchen. Eine Frau mit hohem Testosteronspiegel steht immer im Mittelpunkt, meistert ihr Leben im Flug. Sie betritt den Raum, zieht die Aufmerksamkeit auf sich. Eine Jägerin.

Testosteron ist das Antriebshormon

Ein Hormon, das angriffsfreudig und lebenslustig macht. Testosteron ist das zweitwichtigste Hormon im männlichen, wahrscheinlich auch im weiblichen Körper. Testosteron entscheidet, ob wir antriebsstark des Morgens aus dem Bett hüpfen oder ob wir uns herausquälen. Ob Sie tatkräftig an die Arbeit gehen oder sich zögerlich nähern. Ob Sie mit blitzenden Augen auf Ihren Lebenspartner zugehen und ihm herrliche Vorschläge machen – oder lieber fernsehen und Chips essen. Testosteron ist das, was Männer attraktiv und Frauen selbstsicher macht.

Testosteron ist der Motor in Ihrem Leben. Der innere Antrieb, wie ich es nenne. Und den hätten wir gerne hoch und stark. Möglichst unser ganzes Leben. Natürlich. Wer anderes behauptet, schwindelt einfach. Nur: Messungen zeigen nun mal, dass dieser Antrieb abnimmt, wenn wir älter werden: mit 25 im Zenit. Mit 40 der große Knick: Erschöpfung, Depression, null Bock. Und gegen null mit 60.

Seit 1972 verdoppelt »Playboy« das Testosteron im Körper. Leider nur kurzfristig. Guter Sex hält es zwei Tage oben.

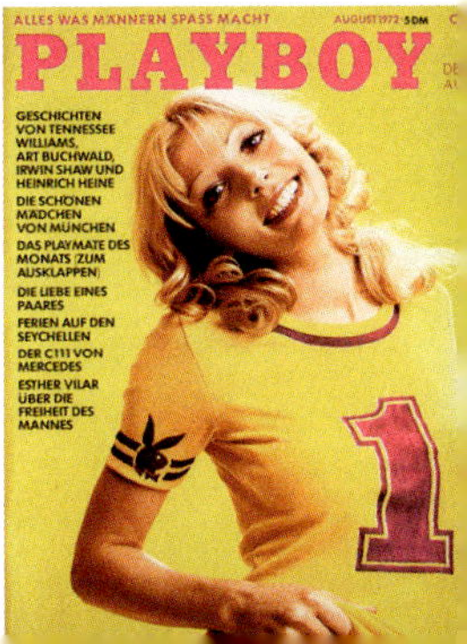

Was man von alten Chinesen über ständig hohes Testosteron lernen kann

Da gibt es 90-jährige Chinesen, die einen Testosteronspiegel haben wie ein 15-Jähriger. Also sehr hoch. Starken inneren Antrieb, große Libido, hohe Potenz. Mit 90. So wie mit 15. Ein Traum? Nein. Realität. Natürlich ist gemessenes Fakt, dass diese wertvollen Hormone, wie das männliche Keimdrüsenhormon Testosteron, im Alter absinken. Dass wir in der Jugend hohe Spiegel haben, die deutlich abnehmen, im Alter gegen null gehen. Das ist gemessener Fakt. In Deutschland.

••• gut zu wissen

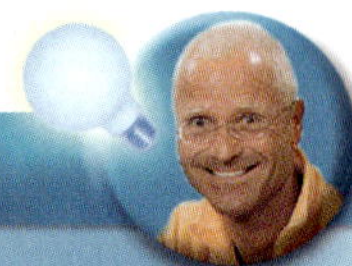

Testosteron auf den Punkt

Testosteron ist das stärkste natürliche männliche Geschlechtshormon (Androgen). Es gehört zu den Steroiden, wird im Hoden produziert – aber auch in den Eierstöcken. Männer haben etwa zehnmal mehr davon als Frauen. Etwa sieben Gramm werden pro Tag im Hoden produziert. Nur wenn genügend Testosteron vorhanden ist, bilden sich die männlichen Geschlechtsorgane aus, reifen gesunde Spermien heran. Testosteron baut Muskeln auf und schlechte Laune ab. Es sorgt für die typische männliche Behaarung: überall am Körper, nur nicht auf dem Kopf. Zu wenig Testosteron macht lustlos, müde, depressiv, zu viel davon macht aggressiv, mitunter kriminell.

Das Geheimnis des Chinesen

Nein, der Chinese braucht weder Testosteronsalbe, noch Kapsel, noch Injektion, noch Pflaster. Das macht nur der Mann in den Wechseljahren im Westen. Das Geheimnis des weisen Mannes im Osten: Gelassenheit durch Tai-Chi, Sex bis ins hohe Alter, Shiitakepilze. Für mehr Testosteron braucht es einfach nur ein paar Grundvoraussetzungen im menschlichen Körper, beispielsweise die Ausgangsstoffe, aus welchen wir dieses Hormon stimulieren. Man muss den Körper überreden, es aus hoffentlich vorhandenen Grundsubstanzen auch zu produzieren. Die da zum Beispiel heißen: Eiweiß ohne Fett plus Zink. Und man muss hemmende Substanzen fernhalten: wie zum Beispiel Enzyme, die dieses wertvolle Hormon abbauen. Und was passiert, wenn Ihr Testosteronspiegel plötzlich steigt? Sie ernten: mehr Muskeln, weniger Fett, mehr Kreativität, mehr Leistungskraft, mehr gute Laune, mehr Dynamik, mehr Lust auf Sex.

Viel Stress, kaum Testosteron

Das Gefühl von Macht hebt das Testosteron an. Das Gefühl von Niederlage drückt Testosteron herunter. Wunderbar messbar durch Cortisol, das Hauptstresshormon im menschlichen Körper. Wenn das ansteigt, fällt Ihr Testosteron. Wenn Sie Tag und Nacht unter Dauerstress stehen und sich verloren fühlen, also hohe Cortisolpegel haben, dann haben Sie wenig inneren Antrieb. Sie werden mutloser und verzagter, Sie werden der typische Verlierer. Cortisol und Testosteron sind Gegenspieler. Will sagen: Stressgeplagte Menschen taugen nichts im Bett. Ein stressgeplagter Mensch wird niemals ein souveräner Chef sein. Und niemals schlank. Eine tiefe Erkenntnis … Antistressrezepte finden Sie ab Seite 192.

Chinesische Weisheit: Testosteron hoch durch Tai-Chi, Sex bis ins hohe Alter und Shiitakepilze.

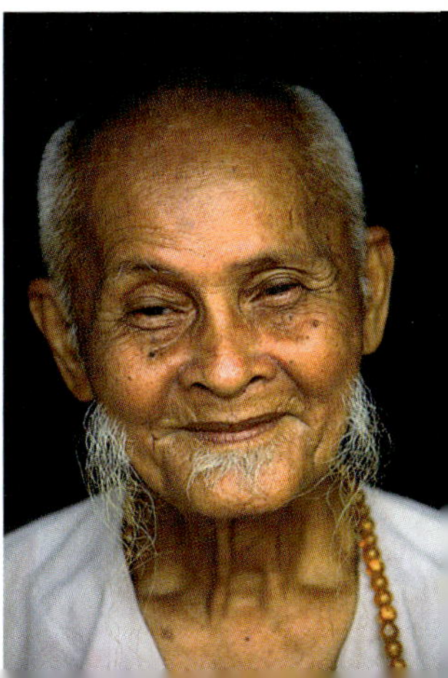

Gewicht erdrückt Hormonpower

Wächst der Bauch, schwillt die Hüfte, schwindet das Testosteron. Das liegt am Enzym Aromatase. Das lebt nämlich in der Fettzelle. Und das macht aus dem wertvollen männlichen Testosteronmolekül, indem es ihm ein Wasserstoffmolekül abbeißt, ein weibliches Östrogenmolekül. Je mehr Fett, desto mehr Aromatase, desto weniger Testosteron, desto mehr Östrogen. Die Brust schwillt, die Hüfte auch. Die Libido nimmt ab, genauso wie die Dynamik, das Selbstbewusstsein, die Durchsetzungskraft. Die beste Hormontherapie: abnehmen.

Zink hilft dem Testosteron auf die Sprünge

Das weiß der Chinese, der viel Shiitakepilze isst. Casanova, der 40 Austern am Tag schlürfte, wusste es auch. Beide Lebensmittel machen den Menschen lebendig – mit Zink. Im Hoden steckt das größte Zinksäckchen des Körpers. Denn dort wird auch Testosteron produziert. Zink plus Eiweiß plus Vitamin B6 ergibt Testosteron.

Wenn Sie nun zinkreiche Lebensmittel essen, wie Pilze, Kürbiskerne, Linsen, Sojabohnen, Weizenkleie, Austern, Hummer und Garnelen, dann passiert noch etwas anderes: Sie heben den Testosteronspiegel an, und gleichzeitig sinkt das Östrogen im Körper. Warum? Ganz einfach: Zink hin-

••• gut zu wissen

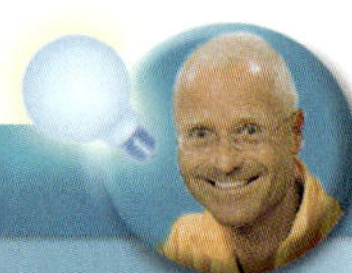

Auf und nieder immer wieder

Das hebt den Testosteronspiegel an: Ausdauersport, Krafttraining, Wettkämpfe, Konfrontation, Machtgefühle, Sex, Eiweiß, Zink, Mangan, Abnehmen. Das senkt den Testosteronspiegel: Niederlagen, Vegetarismus (= zu wenig Eiweiß), Stress, Alkohol, Übergewicht, Drogenkonsum.

dert das Enzym Aromatase daran, Testosteron in Östrogen umzuwandeln. Achten Sie auf täglich 25 bis 50 Milligramm Zink. Der Apotheker hilft dabei.

Sport & Sex heben den Testosteronspiegel

Wer langsam, locker, lächelnd läuft, regelmäßig Krafttraining betreibt, erhöht seinen Testosteronspiegel um 50 Prozent. Und das stundenlang. Darum: Laufen Sie täglich und denken Sie an Ihr Muskelworkout.

Guter Sex ist der schönste Weg zum langfristigen Testosteronhoch. Der Spiegel steigt um fünfzig Prozent an. Auch für Ihr Sexualleben gilt: Übung macht den Meister.

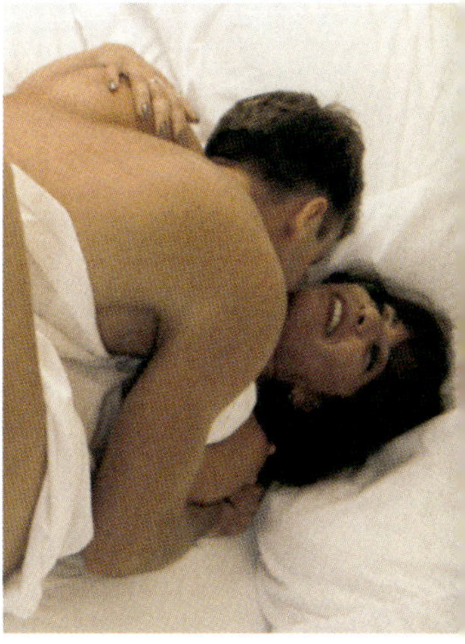

Auch die Lust kommt nicht von ungefähr. Genug Testosteron ist eine wichtige Voraussetzung.

Östrogen – die Frau, die Schönheit und das Polster

Östrogen. Augen zu. Was sehen Sie? Genau. Marilyn Monroe. Zarte straffe Haut. Weibliche Rundungen an Hüfte, Po, Oberschenkeln. Das machen die Östrogene. Sie sind auch der Grund, warum Frauen – egal wie viel sie hungern – nicht an Hüfte, Beinen, Po abnehmen. Und das nennen sie dann Problemzonen und versuchen, diese beim Problemzonentraining im Fitnesszentrum zu lassen. Keine Chance. Das evolutionäre Polster der Weiblichkeit ist ein nicht rückerstattungsfähiges Geschenk der Natur, damit für Schwangerschaft und Stillzeit immer genug Reserven da sind. Gut so. Östrogen ist das Hormon, das Männer fängt. Nur zu viel ist schlecht – zu wenig auch.

Warum braucht der Mensch Östrogen?

Zu den Östrogenen zählen 30 verschiedene Hormone. Die drei wichtigsten heißen: Östradiol, Östron und Östriol. Sie werden in den Eierstöcken gebildet, aber auch von Gehirn und Fettzellen. Wie viel Östrogen eine Frau im Blut hat, schwankt je nach Alter und Zyklusphase. Bereitet sich der weibliche Körper auf den Eisprung vor, kann man 320 Pikogramm Östradiol pro Milliliter Blut messen. Nach dem Eisprung oder nach den Wechseljahren sinken die Östradiolwerte auf 10 Pikogramm ab. Eine 60-Jährige bildet dann weniger Östradiol als ein 30-jähriger Mann. Östrogen senkt den Cholesterinspiegel, verhindert Wassereinlagerungen, macht die Haut straff und glatt. Es senkt den Blutdruck und unterstützt das Herz. Außerdem stimuliert Östrogen am Knochen den Kalziumeinbau und hält das Gehirn fit. Östrogen beugt Depressionen und Alzheimer vor und senkt den Appetit.

•••gut zu wissen

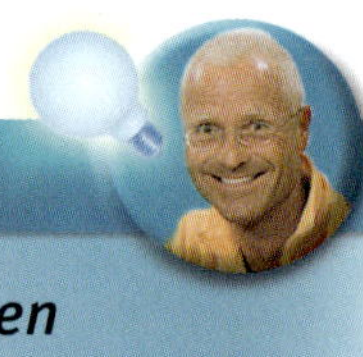

Auch der Mann hat Östrogen

Auch Männer bilden geringe Mengen des weiblichen Geschlechtshormons. Ein Mann produziert etwa 15 bis 40 Pikogramm Östradiol pro Milliliter Blut. Nur dicke Männer produzieren zu viel davon. Sie verlieren Testosteron, daraus entsteht Östrogen. Die Folge: Brustansatz, Muskeln schwinden, Fettdepots lagern sich an Hüfte und Po an.

Wann macht Östrogen dick?

Zu viel Östrogen macht dick. Weil auch das Fettgewebe Östrogene produziert, haben dicke Frauen einen höheren Östrogenspiegel. Und werden immer dicker. Weil jede Fettzelle noch mehr Östrogen produziert.

Was senkt den Östrogenspiegel? 1. Abnehmen. 2. Abnehmen. 3. Abnehmen. Auch das hilft: Treiben Sie Sport, trinken Sie wenig Alkohol, und essen Sie weniger tierische Fette.

Zu wenig Östrogen macht in der Menopause dick. Stellen die Eierstöcke ihre Produktion an dem Schutz- und Schönheitshormon ein, steigt das Cholesterin im Blut, Wasser lagert sich ein. Das Bindegewebe verliert an Kraft, die Haut wird faltig. Der Appetit wächst und die Frau nimmt zu.

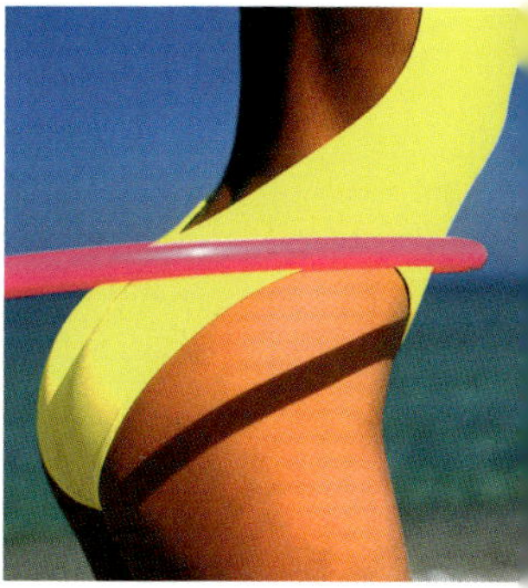

Ein schlanker Frauenkörper – nicht nur, aber auch eine Frage der Östrogene.

Verschieben Sie die Wechseljahre doch nach hinten. Bedienen Sie sich rechtzeitig aus der Apotheke Natur. Phytoöstrogene, also hormonähnliche Stoffe aus Sojaprodukten, sind der Grund, warum Japanerinnen erst viel später in die Wechseljahre kommen, warum in Asien Brust- und Dickdarmkrebs selten auftreten und warum es im Fernen Osten kaum Osteoporose gibt. Die Pflanzenhormone stecken auch in Leinsamen, Sonnenblumenkernen, Roggen, Kichererbsen, Walnüssen.

Die Schilddrüse beherrscht Ihren Stoffwechsel

Wir kennen sie alle, die beneidenswert dünnen Menschen, die sich rasch und wach und aufmerksam und hell im Kopf auf dieser Welt bewegen. Man sieht ihnen zu, beim Vertilgen größter Portionen. Und sie nehmen einfach nicht zu. Wir kennen sie.

Und wir kennen uns. Schon morgens ein bisschen müde. Schon mittags ein bisschen wenig Antrieb. Und essen? Ein ständiger Kampf. Ein ständiges Sich-Zusammenreißen. Ein Sich-Verkneifen. Auf den Nachtisch verzichten. Jeder Bissen scheint bei uns doppelt und dreifach anzuschlagen. Und das unser ganzes Leben …

Warum das so ist? Die Antwort heißt Stoffwechsel. Der Dünne hat eben eine erhöhte Stoffwechselrate – aus welchen Gründen auch immer. Und der Dickliche einen trägen Stoffwechsel. Kluge Menschen wissen das. Gehen zum Arzt und sagen: »Herr Doktor, meine Schilddrüse?«

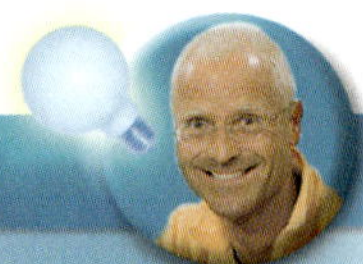

••• gut zu wissen

Die richtigen Werte

Lassen Sie Ihre Energie doch mal messen. Ihr aktives Schilddrüsenhormon T3 sollte in diesem Bereich liegen: 2,0 bis 4,2 Pikogramm/Milliliter. Unter 0,5 schlafen Sie sich durchs Leben. Mit 2 werden Sie wach.

Alles normal mit der Schilddrüse?

Sie bekommen in der Regel die Antwort nach einer Messung: »Alles normal!« Stimmt in der Regel nicht. Stimmt nur rein wissenschaftlich: Innerhalb eines bestimmten Bereichs von Laborwerten sind wir eben normal. Aber wenn der Bereich von 5 bis 12 geht, und unsere Zahl heißt 6, dann sind wir eben tief normal. Dann ist unser Stoffwechsel eher schläfrig. Und wenn wir in dem Bereich 5 bis 12 die Zahl 11 hätten, hätten wir einen aktiven Stoffwechsel. Dann könnten wir uns vielleicht den Nachtisch wirklich ohne schlechtes Gewissen leisten.

Sehen Sie: Dies ist eine Art Geheimwissen. Dieses Spielen in den so genannten Normalbereichen. Denn wirklich krank sind wir nicht. Dafür sorgt unser Arzt schon. Zuverlässig. Wir haben keine echte Unterfunktion der Schilddrüse. Und wir haben keine echte Überfunktion. Nur in dem weiten Bereich des so genannten Normalen sind wir auf der falschen Seite.

Wachen Sie auf – mit Jod ...

Die falsche Seite – das kann man ändern. Leicht ändern. Täglich ändern. Wenn man ein kleines bisschen weiß über die Schilddrüse: Sie produziert zwei Hormone. Ganz wichtig. Ein fast inaktives Vorläuferhormon, Thyroxin, und das aktive Trijodthyronin. Das eine heißt T4, das andere T3. Und T3 ist um das Fünf- bis Achtfache stärker wirksam als Thyroxin. T3 ist sozusagen die aktive Hormonform. Um die geht es in Wahrheit.

Und woraus macht die Schilddrüse diese für den Stoffwechsel entscheidenden Hormone? Aus zwei Substanzen. Aus Tyrosin und Jod. Aus einer Aminosäure und Jod. Wie Sie Tyrosin bekommen, wissen Sie. Indem Sie Eiweiß essen. Und Jod kennt jeder. Aus dem Jodsalz. Jod gibt's im Fisch kostenlos. Nur in Bayern ist Jod nicht mehr im Boden – seit der Eiszeit. Trotzdem müssen Sie in ganz Deutschland Jod zu sich nehmen. Jeder. Jedenfalls 98 Prozent laut DGE. Nehmen Sie Jod? Sehen Sie. Und dabei weiß dies jeder Wellensittich. Da heißt das Trill.

... und Selen für das Enzym

Aber produziert Ihr Körper auch das aktive Hormon? Hoffentlich? Sicher sind wir nicht. Wissen Sie weshalb? Weil die Um-

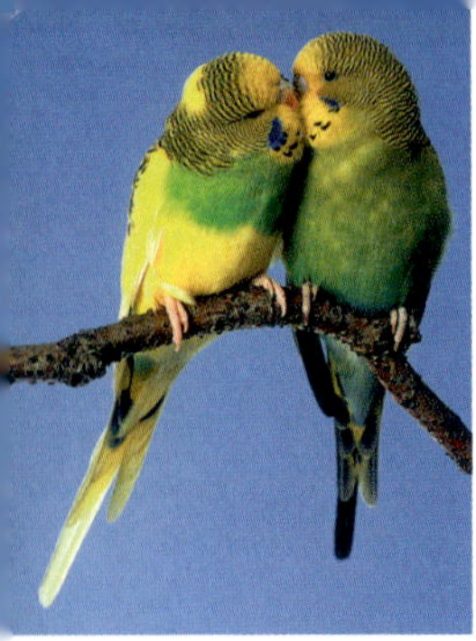

Was macht den Wellensittich putzmunter? Trill. Genauer: eine gute Portion Jod.

wandlung von T4 in T3, von der Speicherform in die aktive Form, durch ein selenabhängiges Enzym geregelt wird. Weil Sie für einen funktionierenden Stoffwechsel unbedingt Selen brauchen. Haben Sie nicht. Jod und Selen sind die beiden Mangelstoffe im deutschen Boden. Da können Sie gar nichts dafür. Auch Selen haben wir etwa 70 Mikrogramm pro Liter Blut, es sollten laut WHO etwa 200 sein. Hat bloß niemand. Doch: ich. Und die Menschen in Guatemala. Die haben im Durchschnitt 240 Mikrogramm. Darum tun die sich und ich mir leicht mit einer hohen Stoffwechselrate, mit dem Essen und natürlich mit dem Abnehmen.

So schwillt der Hals

Menschen mit Kropf haben zu wenig Schilddrüsenhormon im Körper. Denn das Hormon besteht aus Eiweiß und Jod. Den

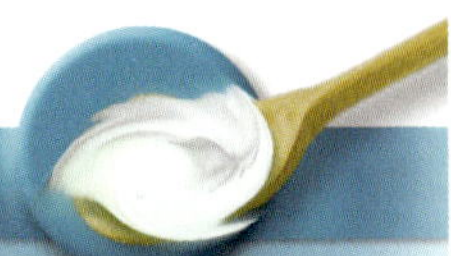

••• nachschlag

Wie viel Jod braucht man denn nun?

Um einen funktionierenden Stoffwechsel zu haben, müssen Sie in Deutschland Jod zu sich nehmen. Daran geht kein Weg vorbei. Wie viel? Auch das ist bei der WHO nachzulesen: 200 Mikrogramm pro Tag. Interessant sind dann nur folgende Zahlen: Der normale Deutsche nimmt 72 zu sich, mit Jodsalz 78, sollte aber laut DGE mindestens 150 und laut WHO 200 zu sich nehmen. In anderen Völkern sind 1000 Mikrogramm am Tag normal. Ja, haben die einen Stoffwechsel …

tiefen Eiweißspiegel der deutschen Bevölkerung habe ich mehrfach beschrieben. Und Jod haben wir alle zu wenig. Jedenfalls hat die DGE festgestellt: 92 Prozent der Deutschen. Das heißt, diese Menschen haben alle ein bisschen zu wenig Schilddrüsenhormon im Körper. Der Körper stellt das fest. Und jammert. Und sagt zur Schilddrüse: Gib mir mehr. Ich brauche etwas. Ich möchte den Stoffwechsel hoch halten. Ich möchte mehr Fett verbrennen. Ich möchte nicht dick werden. Und die arme Schilddrüse sagt: Ich krieg nicht mehr Ausgangssubstanzen. Ich kann nicht mehr machen. Und um auch jedes Atömchen Jod aus dem Blut aufzufischen, vergrößert sie sich ein bisschen. Schwillt an. Gibt sich Mühe. Der leichte Kropf der deutschen Bevölkerung ist die liebevoll sich anstrengende Schilddrüse. Die uns ein bisschen mehr Hormone produzieren möchte. Aus dem wenigen Jod, das wir ihr geben.

Und das Ende von der Geschichte

Praktisch alle Deutschen haben wenig Schilddrüsenhormon im Körper. Träger Stoffwechsel. Die Menschen werden leicht dick. Obwohl sie doch nachweislich gar nicht allzu viel essen. Essen Sie unbedingt Fisch, nehmen Sie auf alle Fälle Jodsalz, naschen Sie beim Wellensittich mit. Und vielleicht fragen Sie doch mal Ihren Arzt und den Apotheker.

Noradrenalin & die saure Schlankdosis: Vitamin C

Dicke Menschen haben fast immer zu wenig Vitamin C im Blut. Da uns die Evolution um dieses Vitamin betrogen hat und wir es nicht wie die Ratte oder unser Hund selbst produzieren können, müssen wir es vom Baum pflücken, in Form von Früchten, oder aus dem Gemüsebeet ernten. Und das fünfmal am Tag und möglichst frisch. Tun wir nicht. Deswegen sind so viele Menschen dick. Vitamin C ist an 15 000 Stoffwechselmechanismen im Körper beteiligt – auch im

Fettstoffwechsel. Könnte man ein Buch drüber schreiben. Keine Angst, tu ich nicht (jetzt noch nicht). Hier nur zwei Mechanismen: Je weniger Vitamin C, desto weniger Schlankchemie namens Noradrenalin kann der Körper produzieren.

Noradrenalin macht aktiv

Vitamin C stimuliert in den Nebennieren die Ausschüttung von Noradrenalin. Der Botenstoff dringt ins Gehirn, macht optimistisch, glücklich, wach und konzentriert. Und damit für die folgende Lust auf Aktion und Leistung auch genug Energie vorhanden ist, wird das Fett aus der Fettzelle mobilisiert. Kein Vitamin C heißt kein Noradrenalin. Und das heißt: müde, unkonzentriert, lustlos. Und wenn man das lange ist, macht das dick – und chronisch müde.

Gegen das chronische Müdigkeitssyndrom, an dem immer mehr Menschen leiden, helfen hohe Dosen Vitamin C.

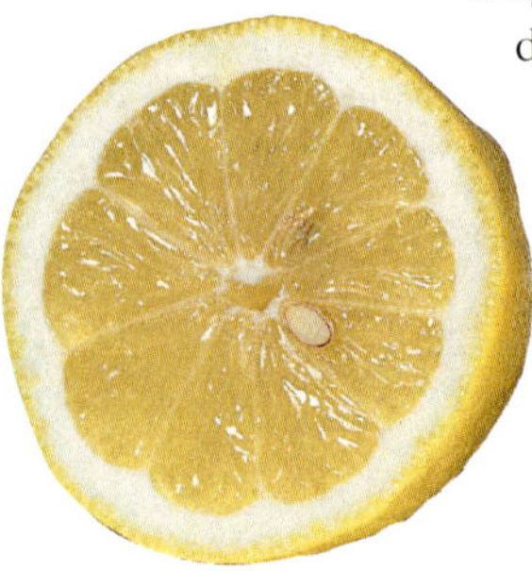

Wie kommen Sie an Ihr Vitamin C?

Essen Sie fünfmal am Tag Obst und Gemüse. Mindestens, ruhig mehr. Pflanzen enthalten Stoffe, welche die Wirksamkeit von Vitamin C mitunter verhundertfachen. Essen Sie Gemüse zur Hälfte roh. Denn dann essen Sie Leben – all das, was die Natur hineingesteckt hat, was der Kochtopf nur zerstört. Drücken Sie sich täglich vier Zitronen in Ihr Mineralwasser. Und dann, erst dann, gehen Sie zum Apotheker.

Der Mann, das Adrenalin und der Bauch

Das Fett nördlich des Bauchnabels wächst ab 30. Warum? Schuld sind unser aller Steinzeitgene. Ein Bauch schützte nämlich den alternden Jäger, dem sein Testosteron ausging.

In seinem kleinen Bauchsack steckte ein Vorrat an Energie, der ihm bei der Jagd auf das Mammut half. Oder bei der Flucht vor dem Säbelzahntiger. Dann schüttet der Körper Adrenalin aus, um schnell die nötige Energie aus dem Bauchfett zu mobilisieren. Adrenalin plus Bewegung baut den Energiesack um die Hüften herum auch immer wieder ab. Beim Steinzeitmenschen. Leider nur bei dem. Wir rennen zwar auch ab und zu durch den Wald, nur rennt kein Bär hinter uns her, der das Adrenalin mobilisiert, das das Bauchfett wegschmilzt. Wir regen uns auch ab und zu auf, nur meistens im Sitzen. Selten trifft Adrenalin auf Bewegung, deswegen wachsen die Bäuche. Jeder fünfte Mann hat gleich ein paar mittlere Ringe. Jeder zweite hat wenigstens ein Schwimmreiflein – und trägt eine Zeitbombe mit sich herum. Schlanke Beine, dicker Rumpf: Fett vom Apfeltyp, sagen die Forscher. Syndrom X nennen sie das Risiko, das im Speckbauch steckt: Zucker, Harnsäure, Bluthochdruck, fettes Blut. Die Folgen: Diabetes, Gicht, Schlaganfall, Herzinfarkt.

Die beste Waffe gegen das Bauchfett

Bringen Sie Adrenalin und Bewegung zusammen. Stellen Sie sich einen Stepper ins Büro. Oder besonders effektiv für den Bauch: Krimi gucken. Machen Sie dann, wenn es besonders spannend wird, Crunches. Praktisch, denn genau dann setzt immer die Werbepause ein. Übungen finden Sie auf Seite 172f.

Serotonin – wie Glück den Appetit zügelt

Im Stress, nervös, schlecht drauf. Sie kramen in der Schreibtischschublade und könnten gleich in die Luft gehen. Doch dann da ... Endlich! Schnell Silberpapier wegkratzen. Ahh! Sie zerschmilzt auf der Zunge. Und jeder einzelne Nerv wird in Watte gewickelt. Sie lehnen sich zurück und spüren:

Das ist Glück. Kennen Sie das? Die derzeit gängige Erklärung der Wissenschaftler lautet etwa so: Typische Schokolust ist ein Zeichen dafür, dass in Ihrem synaptischen Spalt Ebbe ist. Sie haben viel zu wenig vom Gute-Laune-Hormon Serotonin. Eine Lösung: Schlechte Laune, einfach Schokolade essen, der Neurotransmitter Serotonin im Gehirn steigt an, schlechte Laune weg, Glück da! Wie macht das die Schokolade nur? Ganz einfach, sie enthält L-Tryptophan. Diese Aminosäure wird im Gehirn zu Serotonin. Also jeder Riegel macht in Ihrem Gehirn Glück, aber mit Zucker und Fett. Und darum macht jeder weitere Riegel auch dick und süchtig.

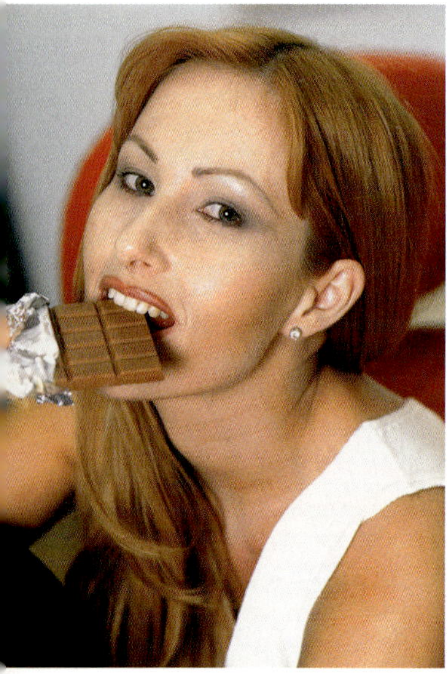

Das ist nur eine Möglichkeit, das Serotonin zu locken. Und mit Sicherheit nicht gerade die beste!

Das geheimnisvolle Molekül Serotonin

Sie haben einen körpereigenen Appetitzügler, der auch noch glücklich macht. Er heißt Serotonin. Tummeln sich viele Serotoninmoleküle im synaptischen Spalt zwischen den Nervenzellen im Gehirn, rauscht das Glück durch Ihren Körper. Und das macht Sie satt. Sie haben jetzt einfach kein Interesse am Schweinebraten. Ihre Seele ist bereits glücklich. Fühlen Sie sich hingegen müde, antriebslos, lustlos, depressiv? Dann mangelt es eben an dem Glücksbotenstoff im Gehirn. Das Neurohormon verengt die Blutgefäße, wirkt sich auf den Schlaf aus, auf die Lust auf Sex, auf Gedächtnis und Körpertemperatur. Wer genügend

Serotonin hat, leidet seltener an Schlafstörungen, Impotenz und Depressionen. Abhilfe gibt es von der Pharmaindustrie. Selektive Serotonin-Wiederaufnahmehemmer (SSRI) sorgen dafür, dass Serotonin in seinem Spalt bleibt und Depressionen vertreibt. In Studien zu diesen Antidepressiva haben die Forscher festgestellt: Die Traurigen werden mit der Tablette plötzlich wieder dünner. Aha, Serotonin im Spalt vertreibt den Hunger. Und dafür gibt's dann auch wieder Pillen. Chemische Appetitzügler. Oder aber eben Schokolade.

Kann man das Serotonin auch anders locken? Effektiver, ohne dass es sich sichtbar auf der Hüfte niederschlägt? Ja. Mit Eiweiß und Obst. Mit Sonne und Bewegung.

Der schlanke Weg ins Glück

Laufen im Licht: Bewegung erhöht den Serotoninspiegel – und Licht auch. Deswegen macht Sie der Morgenlauf künftig glücklich. Studien zeigen: besser als Pillen. Wenn Sie eine halbe Stunde durch den Wald walken oder laufen, stimuliert die gute Sauerstoffversorgung das Gehirn. Es antwortet mit Serotonin. Vor allem an lichtarmen Tagen in den Monaten mit r sollten Sie auf Ihr tägliches Serotonin achten. Denn die kurzen Tage im Funzellicht bedeuten: wenig Serotonin. Sie kennen das unter dem Begriff »Winterdepression«.

Eiweiß und Früchte. Morgens ein Eiweißshake und anschließend, etwa 30 Minuten später, einen Obstsalat – und Ihr Serotonin steigt an. Eiweiß heißt: Aminosäure Tryptophan. Und wenn Sie dann noch frisches Obst essen (Kohlenhydrate), macht das Insulin für Tryptophan den Weg frei ins Gehirn, wo es zu Serotonin wird.

Vegetarier haben höhere Serotoninspiegel: Das liegt daran, dass Obst, Gemüse und Getreide selbst Serotonin liefern. Natürliche Glücklichmacher: Bananen, Tomaten, Ananas, Melonen, Auberginen, Kiwis, Nudeln, Vollkornprodukte, Walnüsse.

Und abends lässt Sie Serotonin gut schlafen: Das hat auch Oma gewusst, die das Glas Milch mit Honig ans Bett brachte. Trinken Sie ruhig abends einen Eiweißshake mit einem kräftigen Teelöffel Honig drin. Und Serotonin schickt Sie ins Land der Träume. Dann ist auch das Wachstumshormon aktiv, das Sie im Schlaf schlank macht.

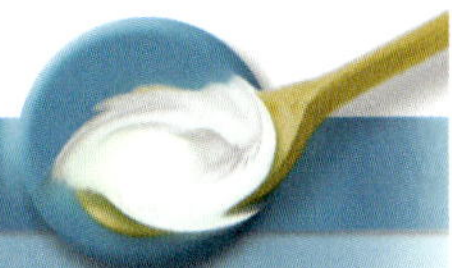

••• nachschlag

Läufer sind die besseren Menschen

Untersuchungen zeigen: Das Selbstbewusstsein steigt »laufend« an. Personen, die regelmäßig laufen, trauen sich beruflich mehr zu, sind selbstsicherer und mit sich und ihrem Körper zufriedener. Eine Untersuchung des Sportwissenschaftlers Ralf Mertens an der Ruhr-Universität zeigt: Fähigkeiten wie Zuverlässigkeit, Flexibilität, Kollegialität und Kooperationsfähigkeit sind bei Läufern stärker ausgeprägt als bei Nichtläufern. Darum laufen sie alle, die Topmanager der Industrie, die Politiker ...

Cortisol – warum Stress dick macht

Ein Lachs kehrt zum Laichen zu seinem Geburtsort zurück – damit unternimmt er seine letzte Reise. Er kämpft sich stromaufwärts, überwindet Wasserfälle, erschöpft sich bis auf die letzten Reserven. Er altert rasend, bis er ankommt, ablaicht und stirbt. Biologen nennen dieses Alterungsphänomen »programmierter Zelltod«. Es hat noch einen Namen: Cortisol. Dieses Hormon haben auch Sie im Körper. Dann, wenn Sie unter Stress stehen. Genauer unter Disstress. Nicht unter Eustress, der beflügelnden Form, die sich anfühlt, wie frisch verliebt sein, die Höchstleistungen möglich macht, die Sie das Essen vergessen lässt. Sie produzieren Cortisol, wenn Sie in einer Situation sind, der Sie sich nicht gewachsen fühlen. Unter Druck stehen. Sich selbst unter Druck setzen. Opfer sind. Cortisol ist ein langsam wirkendes Gift. Ihr programmierter Zelltod. Dieses Hormon tut all das in Ihrem Körper, was Sie nicht wollen – es wirkt katabol, Eiweiß abbauend: Es schwächt Ihr Immunsystem, erschöpft Sie. Drei Millionen Deutsche leiden unter dem Burn-Out-Syndrom, der totalen Erschöpfung. Cortisol zerstört Regionen im Gehirn, es schädigt die Augen, es baut Muskelgewebe ab, also auch das Herz, es macht impotent, gereizt, depressiv. Cortisol lässt schnell altern – und Cortisol macht dick. Stress macht Sie dick.

Das schlimmste aller Stresshormone ist das Cortisol. Entspannung ist ein gutes Gegenmittel.

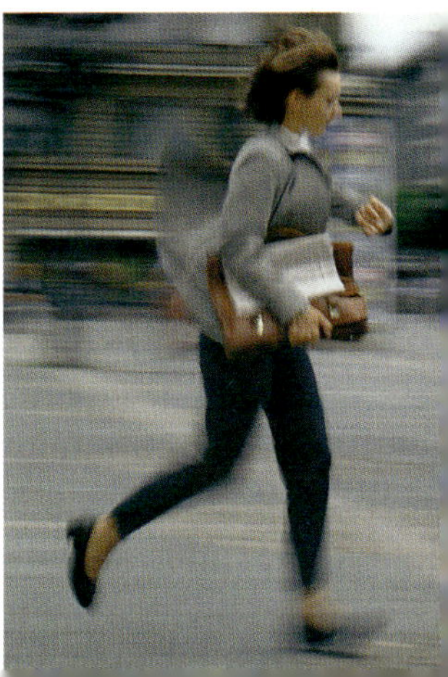

Cortisol regt den Appetit an

Stresshormone sorgen dafür, dass Zucker aus der Leber mobilisiert wird, damit sofort Energie da ist für die Reaktion, die unsere Gene von uns verlangen: kämpfen oder flüchten. Sie kämpfen nicht, Sie flüchten nicht, Sie bleiben sitzen. Wenn der Blutzucker schnell ansteigt, fällt er auch schnell wieder, und dann werden noch mehr Stresshormone ausgeschüttet. Nun haben Sie irgendwann einmal gelernt – und heute lernt man das schon in der Schule: Stress lässt sich mit Süßigkeiten bekämpfen. Das geht wirklich. Denn die Stressschokolade verhindert den Abbau von Zucker in der Leber und damit die Ausschüttung weiterer Stresshormone. Das wirkt nur kurzfristig. Hoher Blutzucker sinkt schnell wieder, Sie brauchen noch mehr Süßes. Und darum macht Stress dick.

Magnesiummangel verstärkt diese Situation. Magnesium reguliert die Stresssituation, in der sich der Mensch gerade befindet. Dass mancher mit Stress schlecht umgehen kann, liegt fast immer an einem Mangel an diesem Salz der inneren Ruhe.

••• gut zu wissen

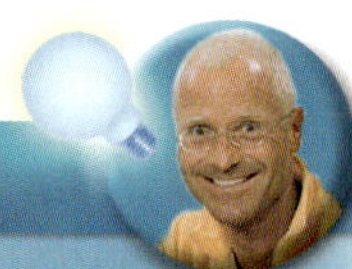

Cortisol kann man messen

Morgens sollte der Cortisolspiegel unter 100 Nanogramm/Milliliter sein. Sonst frisst Sie der Stress auf. Hier überall nimmt Cortisol seinen zerstörerischen Einfluss: Konzentrationsschwäche, Nervosität, Kopfschmerzen, Übergewicht, Angst, Depressionen, Allergien, Magengeschwüre, Bluthochdruck, Herzinfarkt, Diabetes, Infektionsanfälligkeit, Gelenkentzündungen, Psychosen, Hautkrankheiten, Multiple Sklerose, Parkinson, Alzheimer.

Cortisol lässt das Bauchfett wachsen

Wissenschaftler der Yale-Universität fanden heraus: Wer anfällig für Stress ist, hat ein hohes Risiko, sich Schwimmreifen zuzulegen. Das gilt auch für Frauen. Die Forscher unterzogen 59 Frauen über mehrere Tage verschiedenen Stresstests. Die Hälfte der Frauen hatten kaum Taille (Umfang größer als 88 Zentimeter), die anderen einen deutlich geringeren Bauch- als Hüftumfang. Die Forscher stellten fest: Die Frauen ohne Taille waren deutlich anfälliger für Stress. Reagierten in den Tests nervöser, ängstlicher, schnitten schlechter ab – und produzierten mehr Cortisol.

Cortisol und das Dickhormon Insulin

Cortisol ist das Hormon, das den Blutzuckerspiegel hoch zu halten versucht und den Körper für den Säbelzahntiger wappnet, der um die Ecke schießt. Für Notsituationen, in welchen man schnell reagieren muss. Sinkt der Blutzuckerspiegel, dann gerät der Körper in Stress, schüttet Cortisol aus. Das mobilisiert Zucker aus der Leber. Wenn man nun viel Zucker und Weißmehl isst, und das wissen Sie bereits, heißt das immer: viel Insulin. Und viel Insulin bedeutet auch viel Cortisol. Wenn Sie nun Ihren Insulinspiegel in den Griff bekommen, produzieren Sie automatisch weniger Cortisol, züchten sich eine gewisse Stressresistenz. Und das macht zufriedener und dünn.

- Cortisol greift auch die Schilddrüse an, vermindert die Funktion Ihrer Energiedrüse. Sie sind müde, genauso schlapp wie Ihr Fettstoffwechsel.
- Steigt der Cortisolspiegel, fällt der DHEA-Spiegel. Und damit verlieren Sie ein weiteres Hormon, das Fett wegschmilzt.
- Wer schlecht einschläft, hat häufig auch einen hohen Cortisolspiegel. Und wer schlecht schläft, produziert weniger vom Wachstumshormon, dem effektivsten Fatburner unter den Hormonen.

Nun wissen Sie, warum Cortisol einer der stärksten Dickmacher ist, den wir kennen.

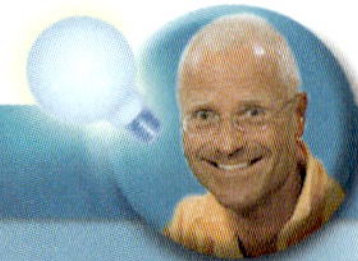

••• gut zu wissen

So werden Sie Ihr Cortisol los

- Treiben Sie Sport – bleiben Sie unter dem Grenzpuls.
- Meiden Sie Zucker und Weißmehl.
- Lernen Sie Entspannungsübungen (Seite 182ff.)
- Schlafen Sie gut.
- Nehmen Sie Magnesium: 400 bis 600 mg pro Tag.

Walken Sie den Stresshormonen davon

Walker oder Jogger haben einen niedrigeren Cortisolspiegel als Untrainierte. Bewegung macht stressresistent. Die Nebennieren kippen dieses Hormon nicht bei jedem Brüller vom Chef, bei jedem Termindruck aus.

Das Salz der inneren Ruhe gegen Stress

Stress frisst Magnesium weg. Wer nicht stressresistent ist, hat fast immer einen Magnesiummangel. Und der wiederum führt dazu, dass der Körper in der Stresssituation zu viel Insulin ausschüttet. Sie wissen schon, das Dickhormon. Die Folge: Heißhunger auf Süßes und die Stressschokolade machten dick. Tipp fürs Büro: Stellen Sie sich ein magnesiumreiches Mineralwasser (mindestens 150 Milligramm) auf den Schreibtisch. Und sobald es hektisch wird: Magnesiumpulver in einem Glas Wasser auflösen. Trinken und die innere Ruhe spüren. Magnesium hemmt auch die Freisetzung des Stresshormons Adrenalin – die Muskeln sind entspannter, besser durchblutet, mehr Sauerstoff fließt zu den Zellen, facht das Fettfeuer an. Magnesium wappnet als Salz der inneren Ruhe die Nerven und schützt das Herz vor

Infarkt. Sogar Migräne können Sie häufig alleine durch genügend Magnesium zum Verschwinden bringen. Nun wissen Sie, warum Vollkornprodukte, Nüsse, Samen, Obst und Gemüse schlank machen. Sie liefern unter vielen anderen natürlichen Fatburnern auch Magnesium. Leider heute nicht mehr genug – Boden und Grundwasser sind arm an dem Mineral. Um Ihre täglich nötigen 400 bis 600 Milligramm Magnesium zu bekommen, müssten Sie ein Kilo Käse essen, 1,4 Kilo Kartoffeln, 11 Bananen, drei Tafeln Schokolade. Nicht unbedingt gut für die Hüfte. Sie müssen zum Apotheker.

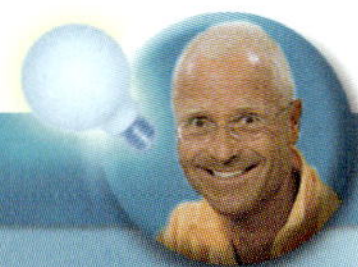

• • • gut zu wissen

Wie viel Magnesium brauchen Abnehmer?

Wie hoch ist Ihr Magnesiumspiegel? Normal, sagt man, sei 0,65 bis 1,1 Millimol/Liter. Aber erst bei 0,9 Millimol/Liter wacht Ihr Körper auf, bildet mehr Mitochondrien, kleine Energiekraftwerke in den Muskeln, die Sie schlank machen.

Wenn Sie abnehmen wollen, brauchen Sie täglich 600 Milligramm. Lassen Sie doch einfach mal Ihren Magnesiumspiegel messen, und füllen Sie Ihre leeren Magnesiumspeicher auf. Bis Ihnen mit einem Spiegel von 0,9 Millimol/Liter Flügel wachsen. Holen Sie sich dafür 400 Milligramm in der Apotheke. Gibt's als Kapsel, Brause oder Pulver. Besonders gut resorbiert wird Magnesiumzitrat/Maleat. Eine Salzverbindung aus Zitronen- und Apfelsäure.

dos & don'ts

Locken Sie die Hormone, *die den Appetit zügeln, Muskeln aufbauen, Fett verbrennen, Ihnen Energie schenken. Und vertreiben Sie die Hormone, die Sie dick und auch krank machen.*

dos

1 **Eiweißtanks füllen:** Sie brauchen alle vier Stunden eine Portion Eiweiß, 30 Gramm – ohne Fett. Eiweiß lockt das Wachstumshormon, Testosteron, Schilddrüsenhormone und Serotonin.

2 **Insulin niedrig:** Das Wachstumshormon verrichtet sein schlankes Werk nur, wenn der Insulinspiegel niedrig ist. Und wer wenig Insulin im Blut hat, vertreibt automatisch das Stresshormon Cortisol. Sie wissen: Lebensmittel mit hohem GLYX locken Insulin.

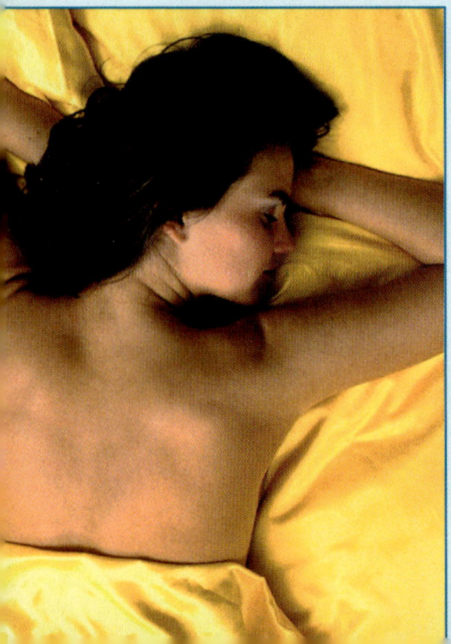

3 **Schlafen Sie:** Wer länger schläft, bleibt schlank. In der Tiefschlafphase produziert der Körper Wachstumshormon. Und das Stresshormon Cortisol sinkt.

4 **Muskel-Dreier-Regel:** Dreimal täglich für acht bis zehn Minuten den Muskel trainieren. Dann klettern Wachstumshormon und

Testosteron in luftige Höhen. Adrenalin brennt Fett weg. Anleitung auf Seite 168 bis 171.

5 **Walken oder laufen Sie:** Mit 30 Minuten täglich steigern Sie alle Forever-Young-Hormone und vertreiben das Stresshormon Cortisol. Sie bauen Fett ab.

6 **Machen Sie Liebe:** Guter Sex ist der schönste Weg zu mehr Testosteron. Und er lockt auch das jung und schlank haltende Wunderhormon DHEA.

7 **Nehmen Sie ab:** In der Fettzelle lebt ein Enzym, die Aromatase, die männliches Testosteron in weibliches Östrogen umwandelt. Folgen: Die Brust schwillt, die Hüfte wächst.

8 **Nehmen Sie Zink und Mangan:** 50 Milligramm Zink täglich halten den Testosteronspiegel hoch. Viele Menschen mit niedrigem Testosteron haben einen niedrigen Manganspiegel.

9 **Nehmen Sie Chrom:** 250 Mikrogramm am Tag steigern den DHEA-Spiegel.

10 **Entspannen Sie sich:** Stress nagt an den DHEA-Vorräten. Entspannungstechniken bauen Cortisol schnell wieder ab,

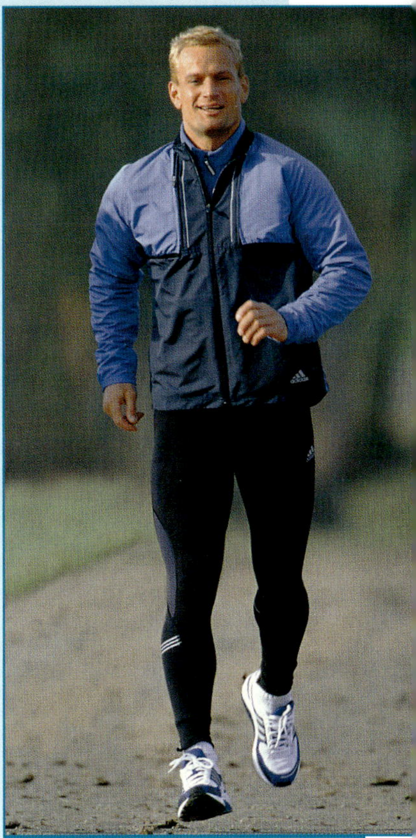

Schlafen oder laufen – zwei Wege schlank zu bleiben bzw. zu werden.

und es hat keine Zeit, Ihren Körper zu schädigen. Entspannungstechniken finden Sie ab Seite 182.

11 **Achten Sie auf Jod und Selen:** Ihr Tagesbedarf an Jod für eine gesunde Schilddrüse ist 200 Mikrogramm. Nur mit ausreichend Selen funktioniert die Umwandlung von T4 in T3. Sie brauchen 200 Mikrogramm täglich.

12 **Vitamin C für mehr Noradrenalin:** Der Botenstoff macht wach, glücklich, konzentriert – aber nur, wenn genug Vitamin C vorhanden ist. Sie brauchen täglich ein bis drei Gramm. Essen Sie fünfmal am Tag frisches Obst und Gemüse: Sekundäre Pflanzenstoffe vervielfachen die Wirkung von Vitamin C auf ein Hundertfaches.

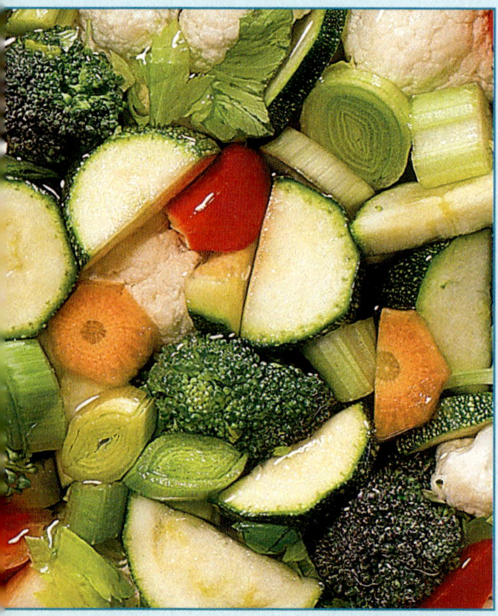

13 **Magnesium für innere Ruhe:** Nur wenn Ihr Magnesiumspiegel hoch ist, können Sie auch Ihren Cortisolspiegel senken. Essen Sie Nüsse, Samen, Vollkornprodukte, Gemüse, und holen Sie sich 400 Milligramm täglich aus der Apotheke.

14 **Verlassen Sie Ihre Höhle:** Wer ständig im künstlichen Licht hockt, leidet an Serotoninmangel. Tanken Sie täglich 30 Minuten Licht der Natur, vor allem im Winter.

don'ts

1 Lassen Sie sich nicht stressen: Der Spiegel des Wachstumshormons sinkt. Unter Druck schüttet der Körper Cortisol und Adrenalin aus. Diese Hormone senken den Testosteronspiegel. Das Antistress-endlich-schlank-Programm finden Sie ab Seite 182.

2 Kaffee, Alkohol und Fett in Maßen: Abends verzehrt mindern sie die Tiefschlafphase, weniger Wachstumshormon arbeitet für die schlanke Linie. Zu viel Alkohol killt das Testosteron. Wer weniger Fett isst, senkt seinen Östrogenspiegel und damit sein Brustkrebsrisiko. Das Gleiche gilt auch für den Konsum von Alkohol.

3 Lassen Sie den Bauch nicht wachsen: Ein dicker Bauch heißt weniger Testosteron und weniger vom Anti-Aging-Hormon DHEA. Mehr als 102 Zentimeter Taillenumfang bei Männern, mehr als 88 Zentimeter bei Frauen ist ein Zeichen für zu viel Cortisol – und kaum Stressresistenz.

4 Nicht zu viel Vitamin C auf einmal: Nehmen Sie Vitamin C über den Tag verteilt. Mehr als 500 mg auf einmal scheiden die Nieren aus.

5 Locken Sie Ihr Serotonin nicht mit Süßem: wie Schokolade, Torte, Eis. Das macht süchtig und dick. Schlanke Alternative: Milchprodukt oder Eiweißshake mit Obst.

6 Nicht zu viel Gas geben: Wenn Sie laufend oder walkend in Sauerstoffnot geraten, überfluten Sie Ihren Körper mit Milchsäure – und mit ihr strömen die Stresshormone Adrenalin und Cortisol durch den Körper.

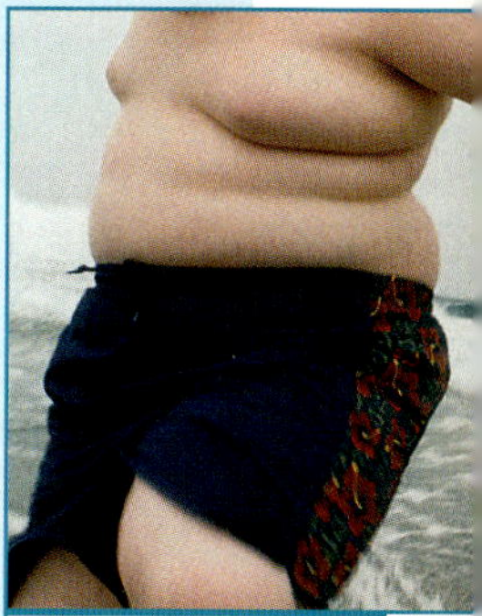

Das könnte schon bald Vergangenheit sein. Auf geht's!

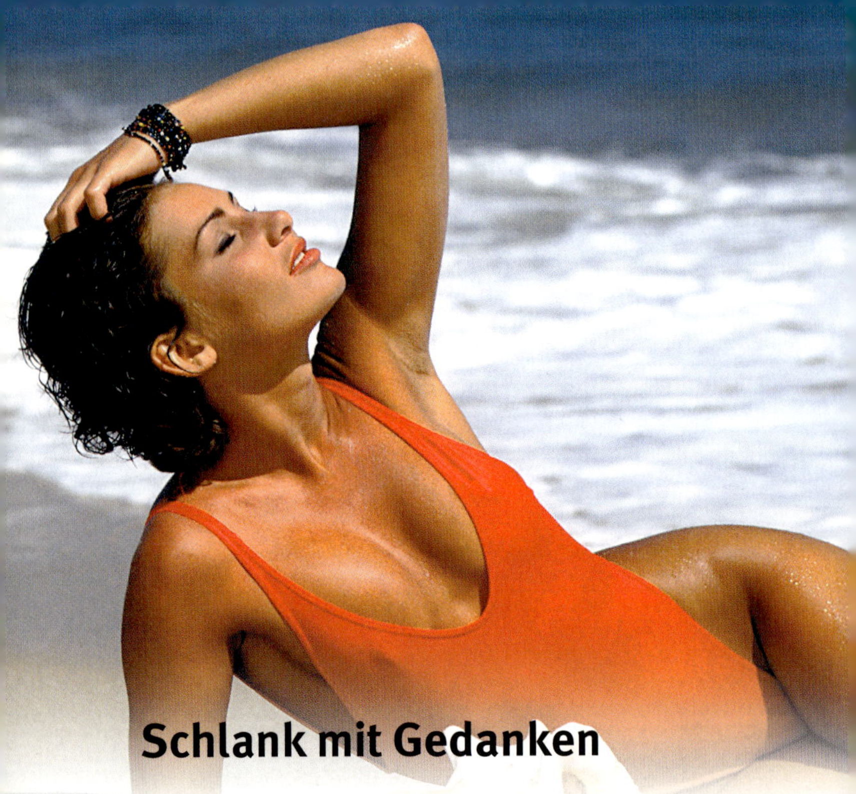

Schlank mit Gedanken

Wissen Sie, was Forscher festgestellt haben? Muskeln wachsen, wenn Sie nur daran denken, sie zu bewegen. Ist das was? Ein Traum. Ein Fitnessprogramm für Faule im Sessel. Nur denken: Hantel rauf, Hantel runter. Und schon wachsen die Muskeln. Freilich ist es ein bisschen schöner, sich gleich selbst zu bewegen – und sicherlich auch gesünder. Aber das zeigt, wie kräftig Ihre Gedanken sind. Setzen Sie sie doch beim Abnehmen ein.

Dick sein ist Stress

Jeden Tag lagern sich neue Frustpfunde ab. Warum? Weil man gegen den gedanklichen und emotionalen Stress, dick zu sein, oft kein anderes Mittel gelernt hat, als dagegen anzuessen. Gegen jede Art von Stress greifen dicke Menschen gerne zu den schnell wirkenden Glücksbringern Zucker und Fett. Wie immer gibt es einen schlanken Ausweg: Phantasien wirken schneller und nachhaltiger als kalorienhaltige Trostpflaster.

Wer sich leicht fühlt, nimmt ab

Schöne Gedanken können Sie sich machen – und mit diesen einen Hormoncocktail, der Sie mit Energie auflädt und schlank macht.

Vergessen Sie belastende Kilos, zentnerschwere Gedanken, fühlen Sie sich leicht, schwerelos und glücklich, wie bei Ihrer ersten großen Liebe – und dann wird auch das Abnehmen plötzlich leicht. Fakt ist: Wer davon träumt, in einem Wald zu laufen oder an einem Strand in der Brandung herumzuspringen, schüttet fast genauso viele Wohlfühlhormone aus wie jemand, der tatsächlich durch einen Wald läuft oder sich in die Brandung stürzt. Ihr Organismus reagiert auf tatsächlich Erlebtes und intensiv Gefühltes genauso. Das heißt, die Entspannung, die Sie fühlen, wenn Sie in der Hängematte am Strand liegen, überflutet Sie auch auf dem Bürostuhl – wenn Sie sich mit Ihren Gedanken und Gefühlen darauf einstellen.

Aus Gedanken wachsen Gefühle

Mit Gedanken, die Sie in Gefühle verwandeln, können Sie die Hormonausschüttung lenken. Glauben Sie nicht? Ein kleiner Versuch: Denken Sie daran, in eine Zitrone zu beißen. Was passiert? Genau: Wasser läuft im Mund zusammen – mit Verdauungsenzymen und Hormonen. Und die froheste Nachricht: Die Kraft der positiven Gedanken ist noch stärker. Träumen Sie davon, leicht und locker über die Wiesen zu traben, dann verspüren Sie bald auch ein echtes körperliches Bedürfnis nach Bewegung. Träumen Sie davon, leicht, schlank und gesund zu sein, dann wächst die

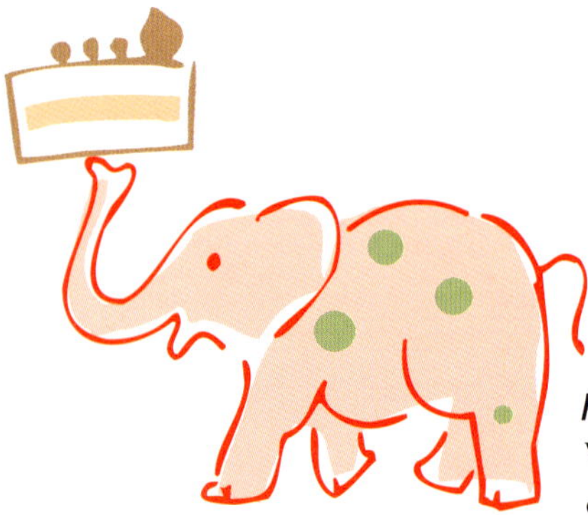

Lust auf frisches, gesundes Essen – auf Leben.

Vergessen Sie den Pfundskummer

Wer krampfhaft losrennt, ständig seine Schwerfälligkeit vor Augen hat, zieht kaum Nutzen aus Bewegung. Wer sich fett, faul und gefräßig fühlt, bleibt fett, faul und gefräßig. Wer gegen seine eigenen Speckrollen ständig ankämpft, verhält sich wie ein Don Quichote, der gegen Windmühlen antritt. Negative Gedanken übertrumpfen positive. Wer sich ständig schuldig fühlt und undiszipliniert, lässt den Wunsch nach Freiheit und Leichtigkeit gar nicht aufkeimen.

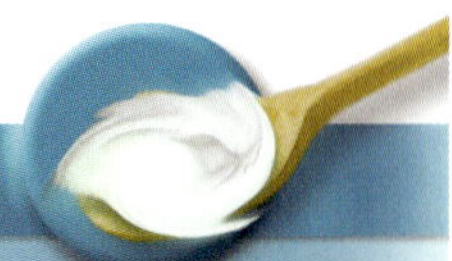

•••nachschlag

Der rosarote Elefant

Denken Sie jetzt einmal nicht an einen rosaroten Elefanten mit giftgrünen Punkten. Nein, denken Sie nicht daran. Sehen Sie, geht nicht. Der Elefant wird in Ihren Gedanken immer größer. Genauso verhält es sich mit dem Wunsch nach einer Tafel Schokolade, einem dicken Wurstbrot nachts um drei. Nur: Kein Mensch kommt auf die Idee, sich nachts um drei ein dickes Wurstbrot mit Salami zu schmieren. Außer er ist unzufrieden mit sich und seinem Körper und macht deshalb eine Diät. Dann verfolgen ihn die rosaroten Elefanten in Form von Fett und Süßem.

Denken Sie um

Wer sich mit seinem Dicksein identifiziert und sich dafür hasst, wird meist immer dicker. Statt ständig darauf zu achten, was man nicht mag, was man nicht darf, sollte man sich mehr darauf konzentrieren, was man liebt. Fühlen Sie sich leicht und schlank, schön und begehrenswert. Wenn Sie sich gut fühlen und vor Lebenslust sprühen, schmelzen die Pfunde fast wie von selbst. Aus dem eigenen Bedürfnis heraus hüpfen Sie plötzlich eine Treppe hoch, statt den Aufzug zu nehmen. Sie schleichen nicht mehr, Sie traben glücklich durch Straßen, Wiesen und Wälder, einfach so, aus reiner Lust am Leben, aus überschäumender Freude – so, wie schon einmal, wie damals als Kind.

Nutzen Sie die Kraft der Träume ...

Zu schwerfällig, um zu laufen? Ist nicht wahr. Träumen Sie doch einfach einmal davon, leicht wie eine Feder über den Erdboden zu gleiten, fühlen Sie sich schlank und schwerelos. Stellen Sie sich mit geschlossenen Augen vor, wie Sie mühelos dahinlaufen, tänzeln. Riechen Sie die würzige, frische Luft, spüren Sie, wie diese in Ihre Lungen strömt, Sie erneuert, auflädt mit wertvollstem Sauerstoff bis in die kleinste Körperzelle. Sehen Sie die herrliche Natur um sich herum, die Bäume, die Wiesen, spüren Sie den Wind, die Sonne oder den Regen auf Ihrem Gesicht. Hören Sie die Vögel zwitschern, den Bach plätschern – lassen Sie Ihrer Phantasie freien Lauf und fühlen Sie sich frei. Spüren Sie diese Leichtigkeit, die reine Lebensfreude mit jeder Faser, mit allen Sinnen.

Schalten Sie dieses Kopfkino bewusst mindestens dreimal am Tag ein. Anfangs gelingen Ihnen vielleicht nur wenige Sekunden, später werden es Minuten, irgendwann wird es zum Lebensgefühl ...

Mehr Praxishinweise dazu finden Sie ab Seite 184.

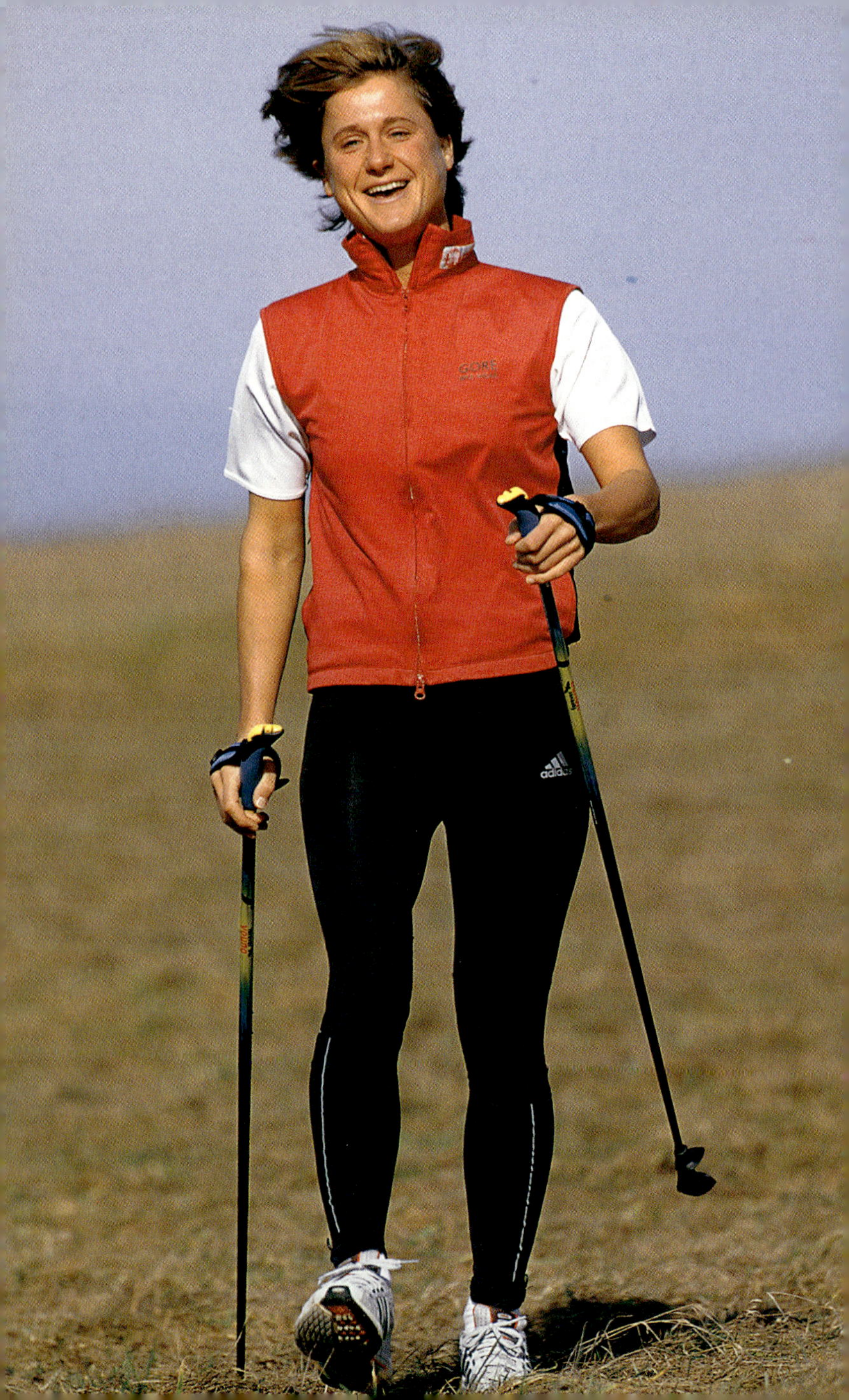
GORE
adidas

Walken, träumen und essen ...

... Sie sich schlank

Machen Sie sich mit der Fett schmelzenden Technik des Nordic-Walking vertraut.

Schicken Sie die dick machenden Stresshormone in die Wüste.

Träumen Sie sich in die Leichtigkeit des Seins.

Und starten Sie mit Vital-Fatburning in ein neues Leben.

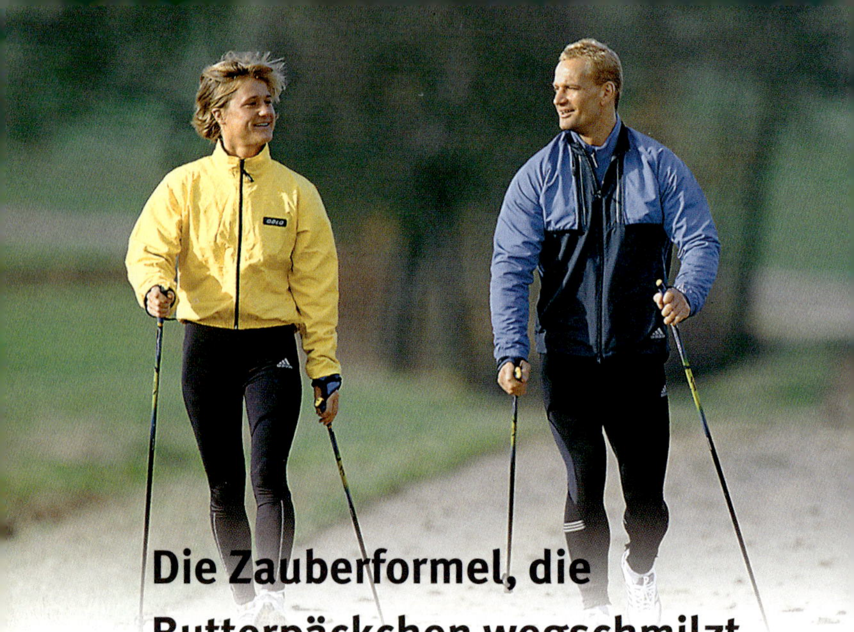

Die Zauberformel, die Butterpäckchen wegschmilzt

Das Geheimnis ewiger Jugend und schlanker Linie ist längst keines mehr. Rund um die Welt wird daran geforscht – und es hat einfach nur doppelt so viele Buchstaben wie die sprichwörtlichen vier, auf die man sich so gerne setzt: BEWEGUNG.

Laufen Sie. Und bis Sie so weit sind – wenn Sie zu viel Ballast mit sich herumschleppen –, walken Sie, so dass die Fettverbrennungsöfchen lodern. Sie wissen: Ich bin ein Fan des Laufens. Einfach loslaufen und genießen. Nur das geht nicht immer, und das ist auch nicht jedermanns Sache. Darum biete ich in meinen Seminaren auch Walking an. Nordic-Walking. Und die Ergebnisse haben mich überzeugt, nein mehr, sie haben mich umgehauen. Ich konnte während meines Sieben-Tage-Forever-Young-Seminars auf Mallorca sehen, wie die Butterpäckchen von den Hüften der Seminarteilnehmer schwanden. Tag für Tag. Bis zu vier Päckchen. Da hab ich mir die Augen gerieben, weil ich es nicht glauben konnte. Darum kann ich jedem, der viel abnehmen will, das Prinzip Nordic-

Walking nur empfehlen. Laufen können Sie immer noch. Werden Sie erst einmal Ihre Butterpäckchen los.

Nordic-Walking ist die sanfte Alternative zum Joggen – mit Turboeffekt. Es ist die Sportart für jedermann: vom absoluten Anfänger bis hin zum trainierten Läufer, der sein Training bereichern und abwechslungsreicher gestalten will.

Wann ist Walking das Richtige für Sie?

Manche Menschen können langsam, locker, lächelnd sofort loslaufen, auch 30 Minuten am Stück sind kein Problem.

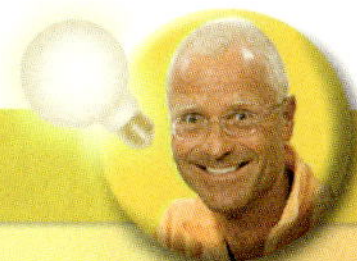

••• gut zu wissen

Was Sie durch Nordic-Walking gewinnen

Das Geheimnis der ungeheuren Effektivität von Nordic-Walking: 90 Prozent Ihrer Muskeln sind im Einsatz. Beim Fahrradfahren arbeiten nur 35 Prozent Ihrer Muskeln, beim Laufen 70 Prozent.

- Höherer Grundumsatz: Durch regelmäßigen Ausdauersport verbrauchen Sie auch in Ruhe mehr Kalorien.
- Nie mehr Rückenschmerzen: Nordic-Walking lockert die Rückenmuskulatur, durchblutet und kräftigt sie.
- Stabile Gelenke: Die Bewegung durchsaftet Ihre Gelenke, durchflutet den Gelenkknorpel mit Nährstoffen.
- Stressfestigkeit: Die walkende Muskulatur verbrennt die Stresshormone Cortisol oder Adrenalin.
- Kapillarisierung: Mehr feine Blutgefäße durchziehen den Körper, versorgen ihn mit mehr Lebensenergie.
- Mehr Kreativität: Walkend kurbeln Sie die Produktion von ACTH an. Das Hormon weckt den kreativen Geist.

Das sind die früheren Sportler. Die Jugendfußballspieler. Die Jugendprofis, die dann über dem Ernst des Berufslebens etwas vergessen haben … Doch manchmal ist Walken die bessere Alternative.

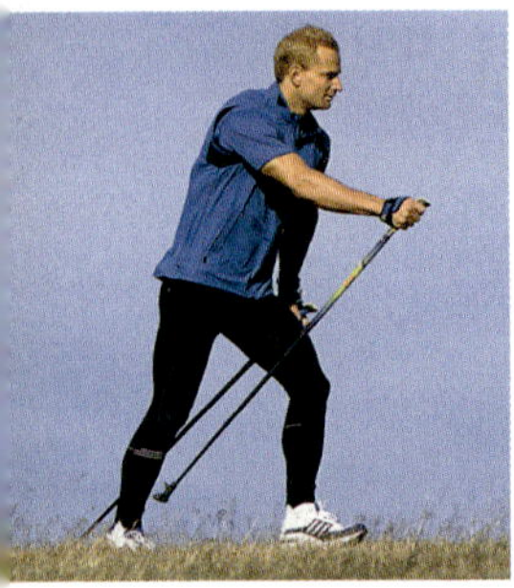

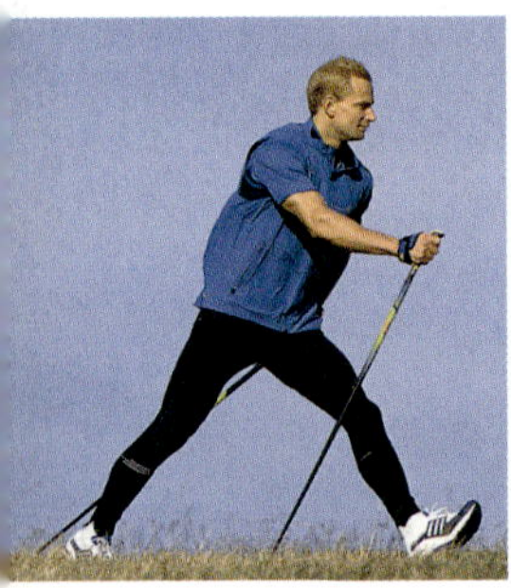

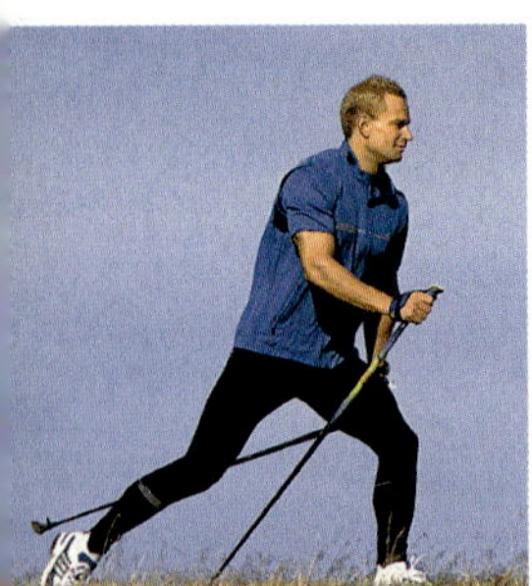

Sie sind untrainiert? Schon nach ein paar Minuten Laufen am Stück schießt der Puls gefährlich in die Höhe. Sie beginnen zu schwitzen, zu schnaufen, und das Training wird zur Tortur. Walking belastet das Herz-Kreislauf-System weniger.

Sie leiden unter Gelenkbeschwerden? Da die Flugphase wegfällt, ist Walking sanfter zu den Gelenken.

Sie leiden unter Übergewicht? Dann sollten Sie erst Pfunde wegschmelzen und danach leicht und locker loslaufen. Der Einsatz der Stöcke verteilt beim Nordic-Walking die Belastung auf alle vier Extremitäten.

Die richtige Ausrüstung

Sie brauchen nicht viel, lediglich ein Paar Lauf- oder Walking-Schuhe und speziell für diese Sportart konzipierte Stöcke. Wer will, besorgt sich eine Pulsuhr. Gute Pulsuhren gibt es im Sportfachhandel ab 50 Euro.

Die richtigen Stöcke: Körpergröße in Zentimetern mal 0,7 lautet die Formel für die Stocklänge. Achten Sie auf ein ergonomisches Griff-Schlaufen-System. Für die Metallspitze gibt es zusätzlich Gummipads für Asphalt. Stöcke aus Karbon-Glasfaser-Mischung sind leichter und halten länger als Aluminiumstöcke. Kosten: 70 bis 100 Euro.

Die richtige Walking-Technik

Skilanglauf zu erlernen, erfordert Geschick und Zeit. Nordic-Walking beherrscht man schnell und einfach. Bewegungsrhythmus und Bewegungsablauf entsprechen dem des normalen Gehens.

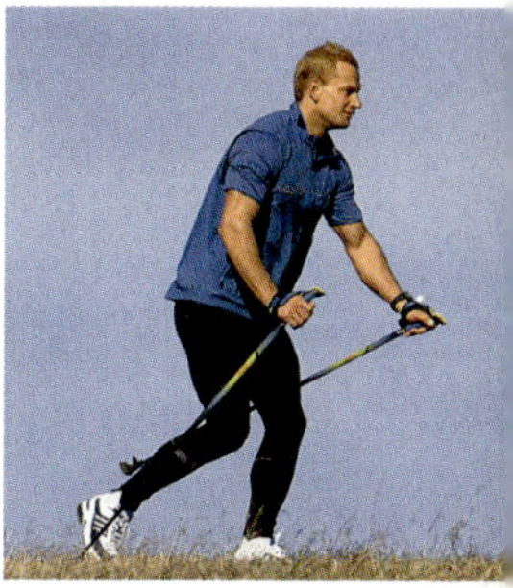

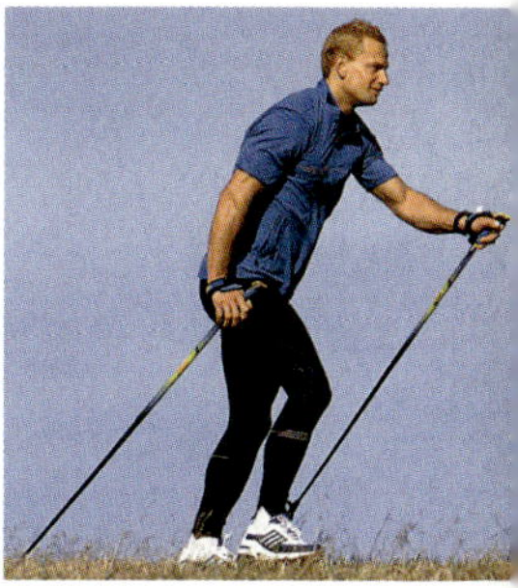

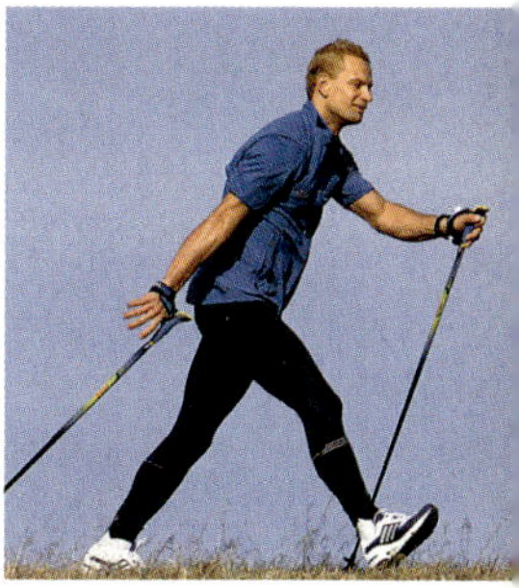

Die ersten Schritte

Die Schritttechnik entspricht der des Walkens. Nur sind die Schritte beim Nordic-Walking länger. Der Fuß setzt mit der Außenseite der Ferse zuerst auf. Beim Aufsetzen der Ferse ist das Knie leicht gebeugt. Der Fuß rollt weich über die ganze Sohle ab und drückt sich aktiv über den Großzehenballen und die Zehen ab. Im Gegensatz zum Walken ohne Stöcke ist beim Nordic-Walking der gesamte Oberkörper ganz leicht nach vorne geneigt.

Die Arbeit der Arme

Wenn Sie gehen, schlenkert ganz natürlich der rechte Arm mit dem linken Bein nach vorne. Genauso beim Nordic-Walking. Nur: Der Armeinsatz beim Walking wird durch die Verwendung der Stöcke großräumiger und kräftiger.

Führen Sie die Stöcke nah am Körper und auf einer Geraden parallel zur Laufrichtung (nicht seitlich).

Lassen Sie die Schultern locker. Die ganze Armarbeit sollte locker und entspannt durchgeführt werden.

Nach dem Abdruck vom hinteren Stock öffnet sich die Hand locker. Die Muskulatur kann

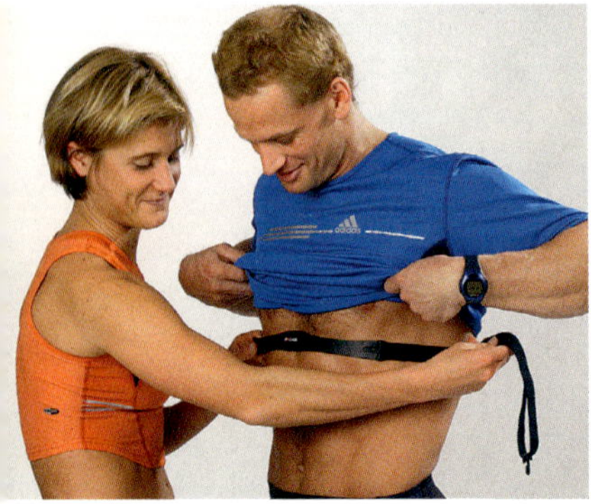
Der Brustgurt misst die Herzfrequenz und schickt sie an die Uhr am Handgelenk. Ein Piepston warnt, wenn der Puls ansteigt.

sich in dieser Phase entspannen. Der ganze Arm schwingt nach vorne. Die Hand umfasst wieder locker den Stockgriff.

Ist der Arm bis etwa Hüfthöhe nach vorne geschwungen, beginnt die Zugphase. Der Arm zieht bei leicht gebeugtem Ellenbogen nach hinten. Der Stock zeigt immer schräg nach hinten.

Erreicht die Hand den Körper, beginnt die Schubphase. Achten Sie darauf, dass Sie den Abdruck betonen und den Arm so weit wie möglich nach hinten durchziehen, bis die Hand die Hüfte passiert hat und der Ellenbogen gestreckt ist. Nach dem Abdruck öffnet sich dann wieder die Hand.

Walken Sie mit dem optimalen Puls

Sie erinnern sich: Um effektiv zu trainieren, müssen Sie mit dem richtigen Puls laufen, unter der anaeroben Schwelle, ab der Milchsäure entsteht (siehe ab Seite 41). Das passiert bei einem ganz bestimmten Pulsschlag. Ihrem Grenzpuls. Sie müssen also einfach nur im Sauerstoffüberschuss walken, im Pulsband, kurz bevor Ihr Körper von Fett- auf Zuckerverbrennung umschaltet.

Wie man das Pulsband findet?

Täglich neu. Sie wissen aus meinen Büchern, weshalb. Weil der Pulsbereich schwankt, jeden Tag ein anderer ist. Am idealsten wäre, Sie finden Ihren Grenzpuls beim Sportmediziner, über den Laktattest. Sie können sich dem richtigen

Pulsbereich aber auch nähern. Zum Beispiel indem Sie Ihren körpereigenen Drehzahlbegrenzer nutzen. Sie können Ihren Puls über das Atmen regulieren. Wer beim Laufen zwei Schritte lang einatmet und drei Schritte lang ausatmet, bewegt sich im Sauerstoffüberschuss und ist ziemlich nah am idealen Fettverbrennungspunkt. Durch diese Atemtechnik begrenzen Sie automatisch Ihre Geschwindigkeit. Der Muskel wird optimal durchblutet, Milchsäure und Schlacken abtransportiert, lästige Pölsterchen weggeschmolzen.

Walken Sie die ersten fünf Minuten mit dieser Atemtechnik, und steigern Sie langsam Ihr Tempo, so dass Sie diesen Atemrhythmus noch gut durchhalten können, ohne kurzatmiger zu werden. Haben Sie nach fünf Minuten das Tempo gefunden, bei dem Sie zügig walken, jedoch nicht außer Atem kommen, blicken Sie auf Ihre Pulsuhr: Der Pulswert, den Ihre Uhr zeigt, ist Ihr individueller Wohlfühlpuls für diesen Tag. Eine Berechnung für Ihren Grenzpuls finden Sie im Kasten auf Seite 164.

Wann und wie oft sollten Sie walken?

Laufen Sie morgens. Dann ist die Luft frisch und der Terminkalender noch leer. Und der Magen auch. Wenn Sie nüchtern walken, wird am effektivsten Fett verbrannt. Nachts hat das Wachstumshormon die Fettsäuren frei gelegt, sie schwimmen im Blut und warten darauf, weggewalkt zu werden. Und wie oft? Bis Sie die 2000 Kilokalorien in der Woche verbrannt haben. Diese, so haben Forscher berechnet, sollten der Bewegung zum Opfer fallen, weil es das Leben verlängert – und ein paar Kalorien mehr, lesen wir dort, sind auch nicht verkehrt. Walken Sie also täglich 30 Minuten. Wenn Sie viel abnehmen wollen, dann eben ein bisschen länger. Oder Sie bauen Steigungen ein. Das Schlankprogramm für Sie startet auf Seite 186.

• • • gut zu wissen

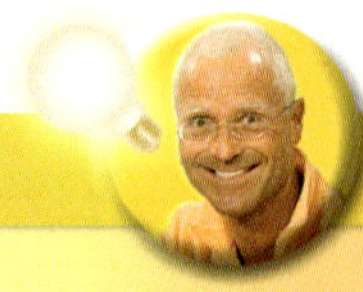

So ermitteln Sie Ihren optimalen Trainingspuls

Dann spüren Sie Ihren Grenzpuls mit der Formel auf, die der Kölner Sportwissenschaftler Dr. Dieter Lagerstrom 1997 entwickelt hat.

Trainingsherzfrequenz =
RHF + (220 – $^{3}/_{4}$ LA – RHF) x X

RHF = Ruhepuls; LA = Lebensalter;
X = Trainingszustand

- Untrainierte bzw. Laufanfänger: X = 0,60 bis 0,65
- Mittelmäßig Fitte: X = 0,65 bis 0,70
- Wettkampferfahrene Läufer: X = 0,70 bis 0,75

Ein Rechenbeispiel: Sie sind ein 40-jähriger Laufanfänger (X = 0,6), Ihr Ruhepuls beträgt 72. Dann berechnen Sie erst einmal das in der Klammer, und erinnern Sie sich dabei an die alte Schulregel: Punkt vor Strich.

Trainingsherzfrequenz = 72 + (220 – 30 – 72) x 0,6
= 72 + 118 x 0,6 = 72 + 71 = 143

Trainieren Sie unter dem Grenzpuls von 143.

Optimal ist es, wenn Sie jeden Morgen vor dem Aufstehen Ihren Ruhepuls ertasten und Ihre Trainingsherzfrequenz für diesen Tag berechnen.

- Anfänger walken zehn Schläge unter dem Grenzpuls.
- Nach vier Wochen tastet man sich näher an den Grenzpuls heran.

Muskel streck dich

Jedes Baby kann den Zeh in den Mund stecken – und wie weit kommen Sie? Muskeln neigen zum Schrumpfen. Der Muskel will nicht nur bewegt, sondern auch gedehnt werden. Mit Gefühl. Machen Sie einen Kurzdurchgang vor dem Walken. Das durchblutet die Muskulatur, macht sie elastischer – wappnet sie gegen Verletzung. Noch wichtiger ist das Dehnen nach dem Walken. Das zieht die Muskeln, die Sie beim Laufen beanspruchen, wieder in die Länge.

Die wichtigsten Dehnregeln

Dehnen mit Gefühl: Nehmen Sie langsam und vorsichtig die Dehnposition ein und halten Sie sie, ohne zu federn, 10 bis 20 Sekunden. Wer mit Gewalt Muskeln zwingt nachzugeben und bis zum Schmerz zerrt und wippt, riskiert dann leicht eine Verletzung. Wenn Sie beim Dehnen ein deutliches Ziehen in der Muskulatur verspüren, ist es gerade richtig.

Vergessen Sie das Atmen nicht: Wenn Sie beim Dehnen den Atem anhalten, können die Muskeln nicht locker lassen. Atmen Sie beim Dehnen tief und ruhig, und spüren Sie, wie Ihre Muskeln langsam nachgeben.

Haltung bewahren: Führen Sie alle Dehnübungen mit geradem Rücken aus. Das schont Ihre Bandscheiben.

Einmal ist besser als keinmal: Wenn Sie jeden Muskel einmal in die Länge ziehen, erreichen Sie, dass Ihre Muskeln nicht kürzer werden. Wollen Sie verhärtete und verkürzte Muskeln wieder in die Länge ziehen, führen Sie die Dehnübung zwei- bis dreimal aus.

Die acht wichtigsten Dehnübungen

Mit dem Dehnprogramm auf den nächsten Seiten kümmern Sie sich um Ihre Walking- und Schreibtischmuskeln, die durch das viele Sitzen verkümmern und verkürzen.

Das Dehnprogramm

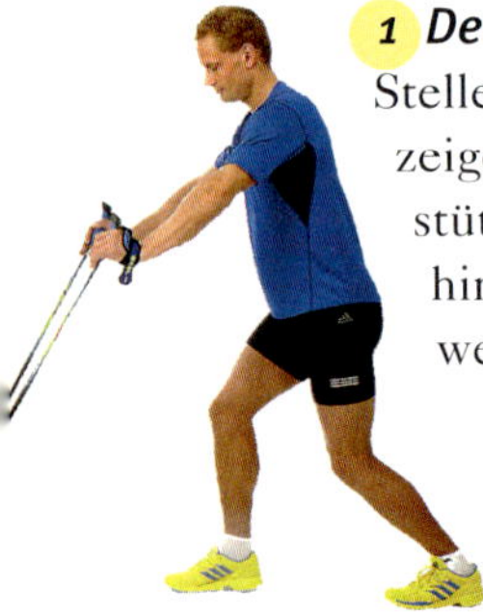

1 ***Dehnung der tiefen, kurzen Wadenmuskulatur***

Stellen Sie die Füße in Schrittstellung. Die Fußspitzen zeigen in Blickrichtung. Nach vorn auf die Stöcke abstützen. Hinteres Knie ist gebeugt. Die Ferse des hinteren Beines Richtung Boden drücken. Beine wechseln.

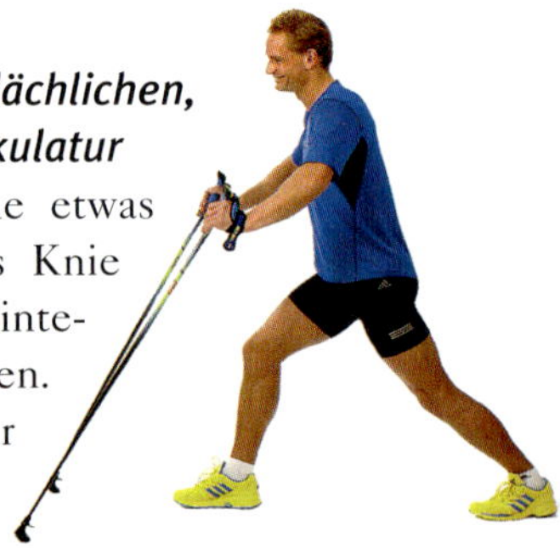

2 ***Dehnung der oberflächlichen, langen Wadenmuskulatur***

Gehen Sie in eine etwas größere Schrittstellung. Hinteres Knie durchstrecken und die Ferse des hinteren Beines Richtung Boden drücken. Nach vorne gegen die Stöcke oder eine Wand abstützen. Beine wechseln.

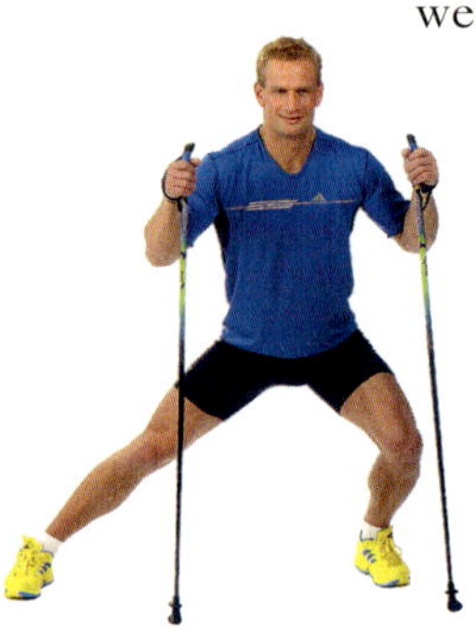

3 ***Dehnung der Oberschenkelinnenseite***

Stellen Sie die Beine in eine breite Grätschstellung, die Füße zeigen parallel nach vorne. Ein Bein beugen und das Gewicht auf das gebeugte Bein verlagern. Das andere Bein bleibt gestreckt und wird gedehnt. Beine wechseln.

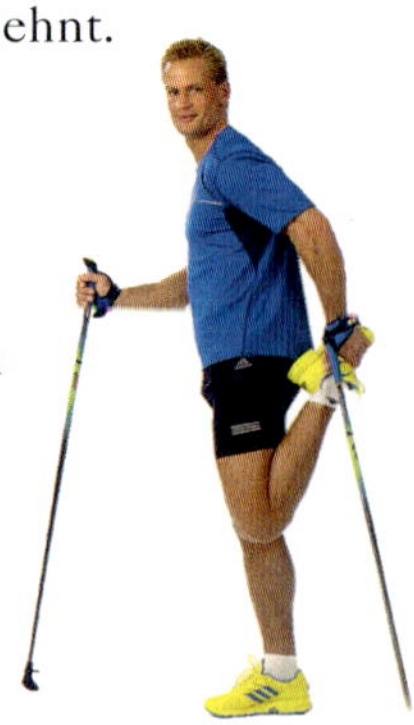

4 ***Dehnung der Oberschenkelvorderseite***

Stellen Sie die Füße nebeneinander. Einen Fuß in die Hand nehmen und an den Po drücken. Die Knie dabei zusammenhalten und Bauch und Gesäß anspannen, damit Sie nicht ins Hohlkreuz ausweichen. Beine wechseln.

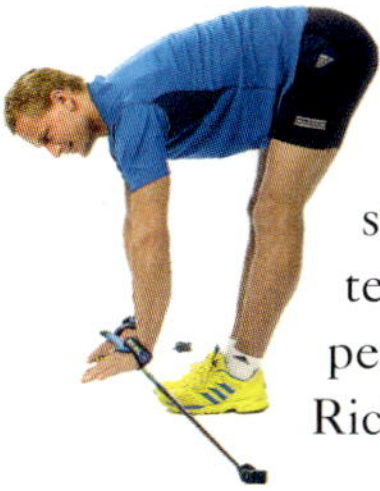

5 *Dehnung der Oberschenkelrückseite*

Ausgangsposition: aufrechter Stand. Füße stehen nebeneinander. Mit durchgestreckten Beinen und geradem Rücken Oberkörper nach vorne neigen und mit den Händen Richtung Boden greifen.

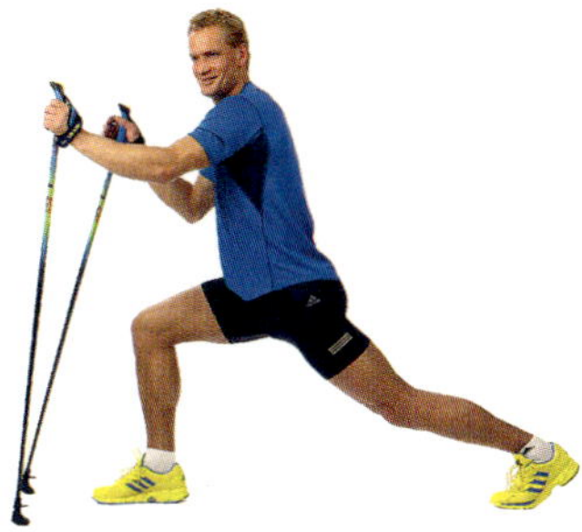

6 *Dehnung der Hüftbeugemuskulatur*

Machen Sie einen großen Ausfallschritt. Hinterer Fuß hat nur mit dem Ballen Bodenkontakt. Becken nach unten absenken. Bauch anspannen.

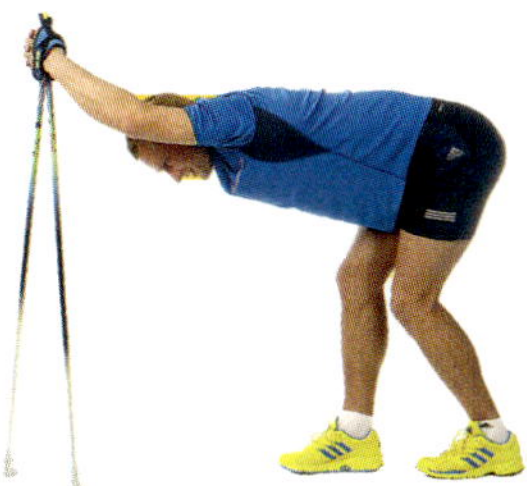

7 *Dehnung des Schultergürtels*

Ausgangsstellung: leicht gegrätschte Beine bei leicht gebeugten Knien. Neigen Sie den Oberkörper mit geradem Rücken nach vorne und stützen Sie sich mit gestreckten Armen auf den Stöcken vor dem Körper ab. Oberkörper locker hängen lassen, bis es im Schultergürtel zieht.

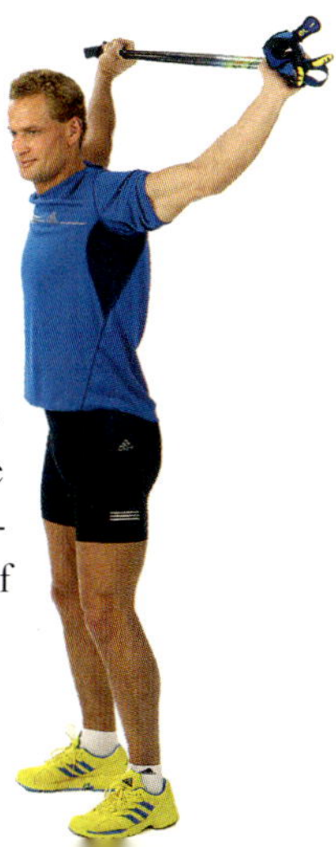

8 *Dehnung der Brustmuskulatur*

Mit leicht gegrätschten Beinen aufrecht hinstellen und im Körper eine Spannung aufbauen. Hände aus den Schlaufen nehmen und mit beiden Händen die Stöcke vor dem Körper greifen. Mit gestreckten Armen die Stöcke nach hinten oben hinter den Kopf führen.

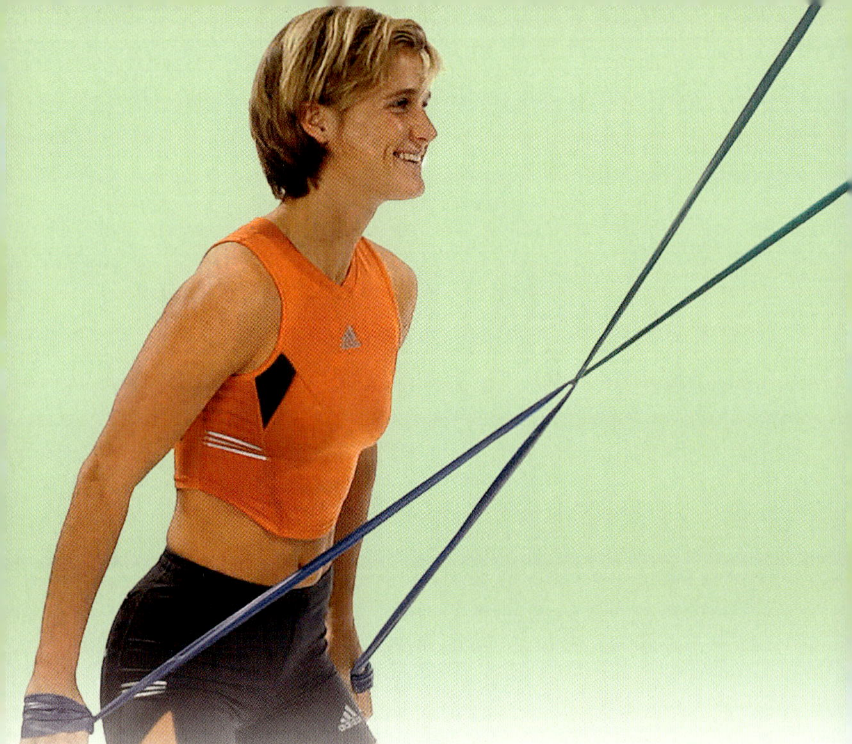

Miniworkout für Maximuskeln

Träumen Sie nicht länger von einem schlanken, sportlichen und durchtrainierten Körper. Neue Studien zeigen: Man muss nicht viel Zeit investieren – acht bis zehn Minuten reichen, so dass Sie mit minimalem Aufwand das Maximale erreichen.

Das Erfolgsrezept: acht Minuten Muskel-Tuning

Das Workout besteht aus nur vier Übungen. Vier! Es ist so aufgebaut, dass Sie an einem Tag zwei Übungen im Wechsel machen. Und das dreimal hintereinander. Also Übung 1, Übung 2, Übung 1, Übung 2, 1, 2. Am folgenden Tag machen Sie dann die anderen beiden Übungen. Wer noch mehr abnehmen will, kann durch eine zweite Einheit Muskel-Tuning ein weiteres Mal den Fatburner Wachstumshormon sprudeln lassen.

Das clevere drei mal drei

So wird jeder Muskel dreimal in der Woche dreimal hintereinander gefordert. Es bilden sich neue Muskelstrukturen, die Muskeln werden straff und wachsen. Und das Fett schwindet.

Sie brauchen nur ein Flexband

Diese Gummibänder gibt es in verschiedenen Stärken, in unterschiedlichen Farben. Die Hersteller geben meist die Stärke an: schwach, mittel, stark etc. Für unsere Übungen sind Frauen mit einem Band der Stärke »stark« meist am besten bedient. Und Frauen, die sich als sehr schwach einstufen, mit »mittel«. Für Männer ist meist »extra stark« angebracht. Generell sollten Sie das Band so straff halten, dass Sie die Übung gerade 8- bis 15-mal schaffen.

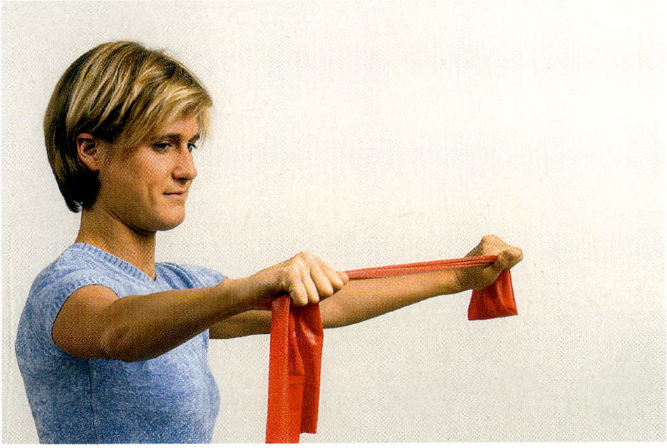

Die Grundregeln für das Muskel-Tuning

Muskeln fordern: Machen Sie bei den Übungen 8 bis 15 Wiederholungen. Fühlen Sie sich dann noch immer frisch, hängen Sie noch ein paar Wiederholungen dran. Und besorgen Sie sich mit der Zeit ein stärkeres Band. Nur wenn der Muskel richtig gefordert wird, wächst er.

Nicht die Luft anhalten: Wenn Sie den Atem anhalten oder mit einer Pressatmung atmen, schießt Ihr Blutdruck in die Höhe. Das belastet Ihr Herz und Ihre Gefäße. Achten Sie deshalb auf fließende, tiefe Atmung.

Langsam und kontrolliert: Führen Sie die Bewegungen nicht schnell, reißend, sondern langsam, geführt aus. So bleiben Sie von Verletzungen verschont.

Körperspannung halten: Achten Sie auf eine korrekte Haltung, und versuchen Sie bei den Übungen eine Spannung im ganzen Körper aufzubauen.

Kurze Pause: Führen Sie die zwei Übungen im direkten Wechsel aus. Gönnen Sie sich zwischen den Übungen nur eine kurze Verschnaufpause. Je nach Puste 10 bis 40 Sekunden.

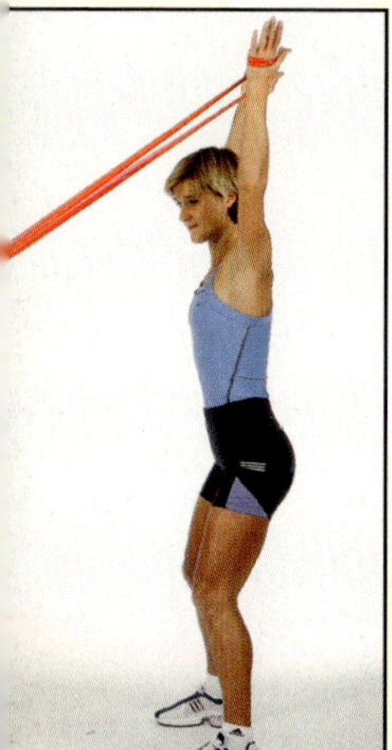

ÜBUNG 1

Starker Rücken, schlanker Po und schlanke Beine

Hängen Sie das Flexband um eine Türklinke, wickeln Sie es um beide Hände, und gehen Sie einen Schritt zurück, bis das Band gespannt ist. Die Füße stehen leicht gegrätscht, parallel, die Knie sind leicht gebeugt. Richten Sie sich auf

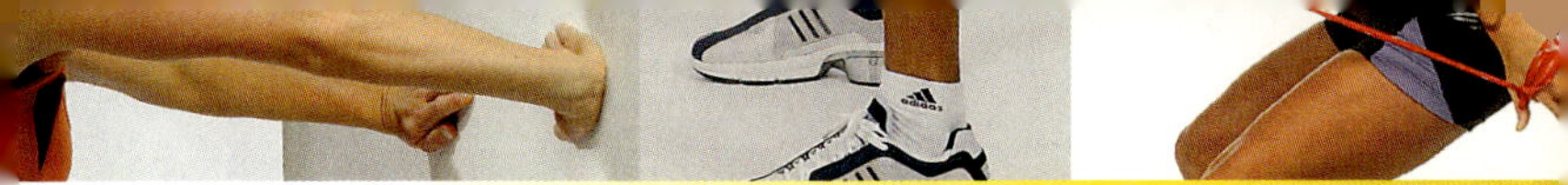

und ziehen Sie mit leicht gebeugten Ellenbogen das Band mit beiden Armen nach oben außen. Bauen Sie dabei im ganzen Körper eine Spannung auf, damit Sie nicht ins Hohlkreuz ausweichen.

Ziehen Sie dann das Band mit beiden Armen nach unten hinten und strecken Sie dabei die Arme. Gehen Sie, während Sie das Band nach unten ziehen, leicht in die Hocke. Wichtig ist, dass Ihr Rücken gerade bleibt. Stellen Sie sich dazu vor, Sie machen einen leichten Entenpo. Danach richten Sie sich wieder auf und ziehen das Band nach oben außen. 8- bis 15-mal wiederholen. Dann Übung 2.

ÜBUNG 2

Straffe Brust, kräftige Arme und Schultern

Stellen Sie sich mit einem Schritt Abstand vor eine Wand und stützen Sie sich mit beiden Händen schulterbreit gegen die Wand, so dass die Finger nach innen und die Ellenbogen nach außen zeigen. Beugen Sie Ihre Knie leicht und stellen Sie sich nur auf die Fußballen. Versuchen Sie jetzt wieder im ganzen Körper eine Spannung aufzubauen. Beugen Sie die Arme, bis die Nasenspitze die Wand berührt, und strecken Sie dann die Arme wieder. Wiederholen. Um die Übung schwerer zu machen, gehen Sie etwas weiter von der Wand weg, um sie zu erleichtern, etwas näher ran. 8- bis 15-mal. Dann zur Übung 1.

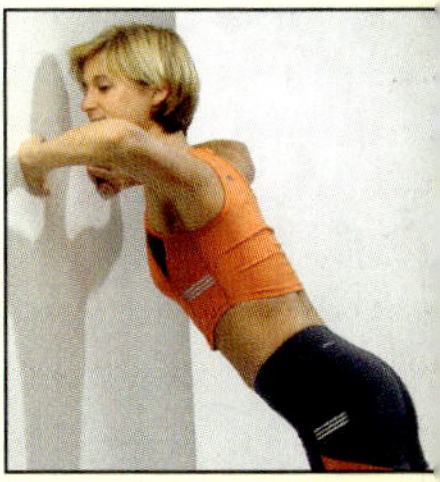

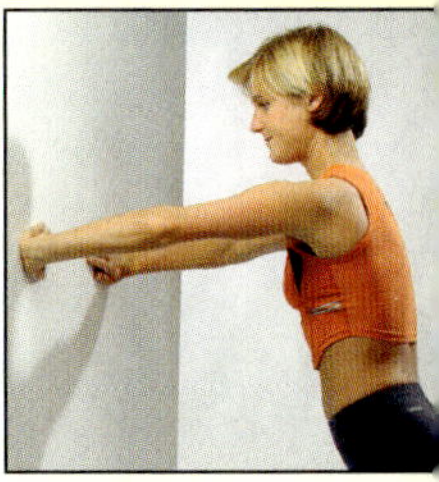

Diese beiden Übungen vom Workout 1 machen Sie im Wechsel, mindestens dreimal hintereinander. Am nächsten Tag die Übungen vom Workout 2.

ÜBUNG 1

Crunches für einen Waschbrettbauch

Legen Sie sich auf den Rücken und winkeln Sie Ihre Beine hüftbreit auseinander an. Halten Sie das Flexband mit gestreckten Armen in beiden Händen, so dass die Hände etwa auf Hüftbreite sind. Jetzt drücken Sie Ihre Lendenwirbelsäule in die Unterlage, heben Kopf und Oberkörper an, spannen das Gummiband und schieben es ganz langsam die Oberschenkel entlang Richtung Knie, so weit Sie kommen und wieder zurück. Ihr Blick ist immer Richtung Decke gerichtet. Halten Sie die Spannung im Bauch und machen Sie beim Zurückgehen keine Pause. Vergessen Sie nicht zu atmen. 8- bis 15-mal die Übung durchziehen. Dann kurze Pause und ab zur Übung 2.

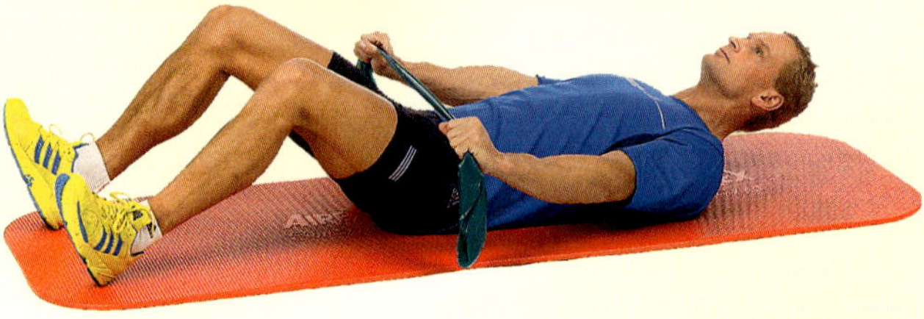

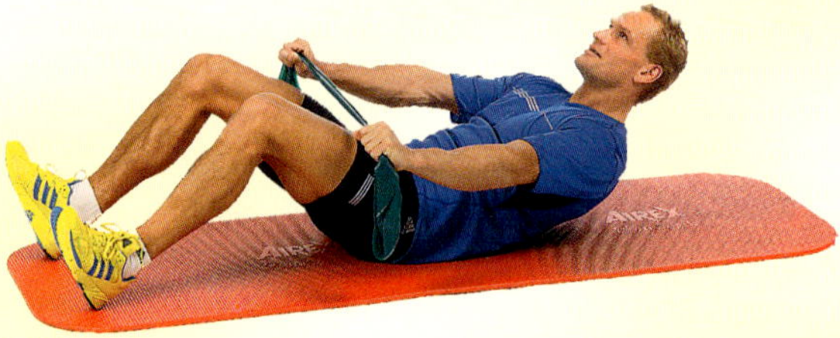

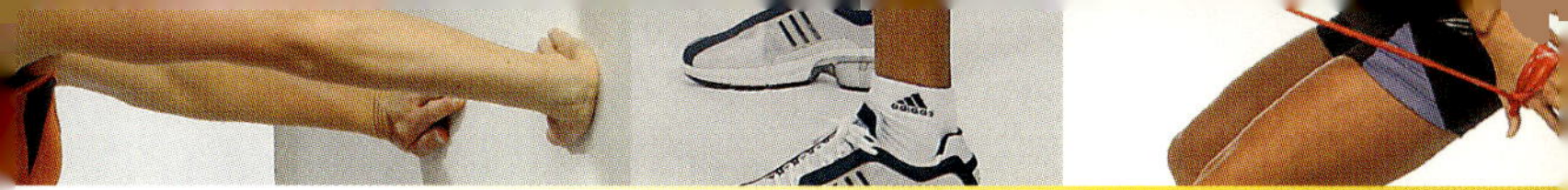

ÜBUNG 2

Für einen kraftvollen Rücken, starke Schultern und einen knackigen Po

Legen Sie sich auf den Bauch und strecken Sie die Beine aus. Der Kopf liegt auf der Stirn auf, die Arme in U-Halte seitlich vom Körper, die Hände halten das Band in Schulterbreite oberhalb vom Kopf. Spannen Sie zunächst das Gesäß an. Heben Sie dann den Kopf und die Arme vom Boden ab, wobei der Blick Richtung Boden gerichtet bleibt. Spannen Sie jetzt das Band leicht und ziehen Sie es hinter den Kopf in den Nacken, ohne es weiter auseinander zu ziehen, und führen Sie es wieder zurück nach vorne. Bauen Sie auch im Bauch Spannung auf, damit Sie nicht ins Hohlkreuz ausweichen. 8- bis 15-mal wiederholen.

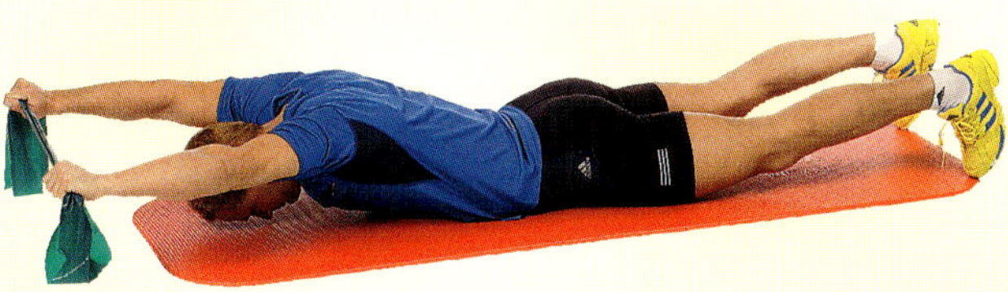

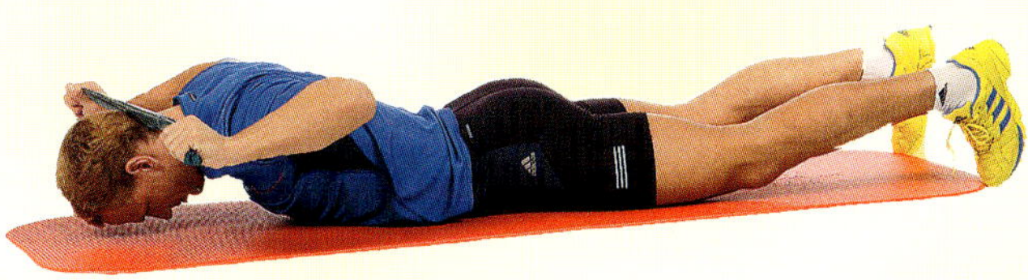

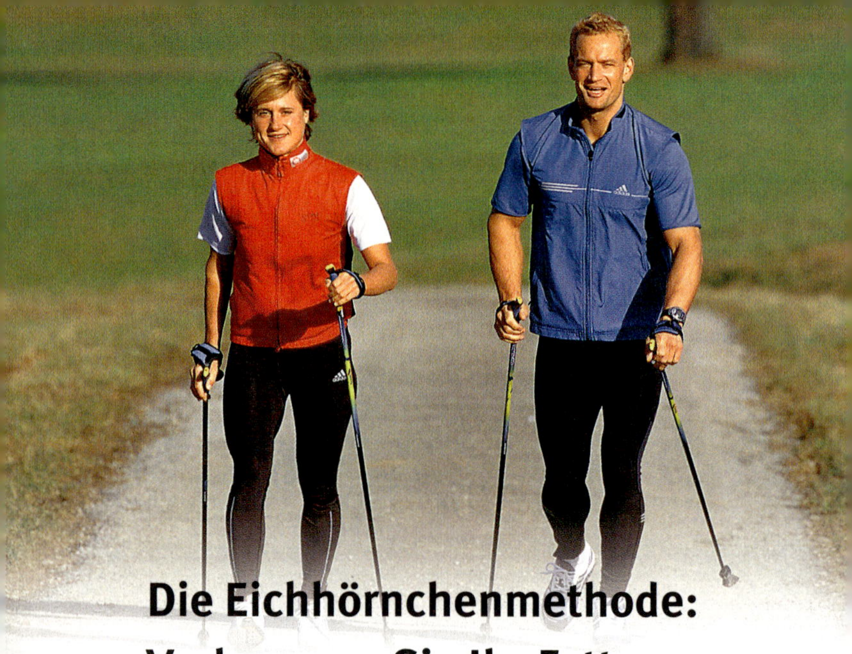

Die Eichhörnchenmethode: Verbrennen Sie Ihr Fett

In zwölf Wochen zum bewegten Menschen. Schlüpfen Sie in die Laufschuhe und walken Sie los – bis Sie abheben, fliegen, laufen.

Mit dem folgenden Programm schaffen Sie spielend den Einstieg in ein bewegtes Leben. Schritt für Schritt steigern Sie mühelos Ihre Leistungsfähigkeit, walken erst und laufen dann Ihrer schlanken Linie entgegen.

Und so geht's:

- Sie brauchen gute Laufschuhe, Nordic-Walking-Stöcke, eine Pulsuhr – und eine Portion Lust loszulegen.
- Das Programm ist so gestaltet, dass Sie, ohne sich zu überanstrengen, Fitness tanken und Fett wegschmelzen.
- Sie können das Programm auch ohne Nordic-Walking-Stöcke durchführen – mit Stöcken ist es viel intensiver.
- Wenn Sie schon genug Kondition haben, können Sie die ersten Wochen überspringen.

Welcher Fitnesstyp sind Sie?

Der Harvard-Step-Test

Wie steht es um Ihre Ausdauer? Machen Sie doch gleich einmal den Harvard-Step-Test. Aber bitte nur, wenn Sie gesund sind! Und wenn Sie dann mit dem Walken beginnen, wiederholen Sie ihn ab und zu zur Kontrolle, ob Ihr Körper schon fitter ist.

Steppen: Sie brauchen einen stabilen 35 bis 45 Zentimeter hohen Hocker/Bank/Mauervorsprung/Stufen (zwei!). Steigen Sie fünf Minuten lang 30-mal in der Minute auf den Hocker und wieder herunter. Wichtig: Hören Sie auf, wenn es Ihnen zu anstrengend wird, starke Atemnot oder Brustschmerzen auftreten.

Puls messen: Wenn Sie fertig sind, ruhig hinsetzen und eine Minute nach dem letzten Step das erste Mal den Puls messen, dann nach zwei Minuten und nach drei Minuten. Zählen Sie immer 30 Sekunden lang Ihre Pulsschläge.

Puls nach 1 Minute ______________________

Puls nach 2 Minuten ______________________

Puls nach 3 Minuten ______________________

Summe der Pulsschläge ______________________

Und nun berechnen Sie mit folgender Formel Ihren Erholungsindex:

$$\textbf{Erholungsindex} = \frac{\text{Dauer der Übung in Sekunden x 100}}{\text{Summe aller gezählten Pulsschläge x 2}}$$

Die Auswertung

- Mehr als 91: die Sportskanone. Sie sind superfit. Laufen Sie, wie ab Seite 180 beschrieben, oder walken Sie mit dem richtigen, dem optimalen Puls.
- 81 bis 90: der Fitte. Sie sind auch top in Form. Beginnen Sie voller Elan gleich in der 9. Woche.
- 71 bis 80: der Wiedereinsteiger. Ihre Fitness ist gut. Stürzen Sie sich voller Dynamik in die 7. Woche.
- 61 bis 70: der Spaziergänger. Ihr mäßig funktionierendes Herz-Kreislauf-System kann tägliche Nordic-Walking-Runden gut gebrauchen. Starten Sie ab Woche 5.
- Unter 60: der Couchpotatoe. Zeit, etwas für Ihre Fitness zu tun. Starten Sie mit dem Nordic-Walking-Programm am ersten Tag.

Täglich 30 Minuten Kondition und Kraft tanken. Sie müssen sich nicht anstrengen – nur ein bisschen.

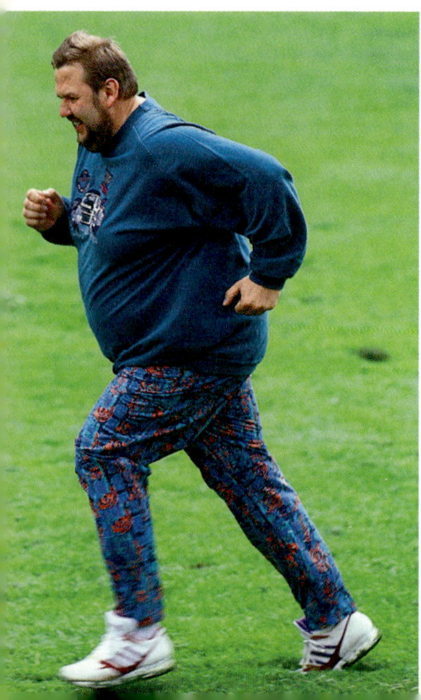

In 12 Wochen zum bewegten Menschen

Erst geht es darum, einen Walking-Reflex zu bekommen. Und den bekommen Sie, wenn Sie jeden Tag zur gleichen Zeit das Gleiche tun. Sie wachen morgens auf, trinken ein großes Glas Wasser, schlüpfen in Ihre Laufschuhe, schnappen sich die Nordic-Stöcke, dehnen sich und walken los, 30 Minuten. Dann noch mal dehnen.

Der erste Monat

Züchten Sie sich einen Walking-Reflex

Laufen Sie täglich zur gleichen Zeit. Nach vier Wochen gehört die morgendliche Bewegungsrunde wie das Atmen zu Ihrem Leben. Sie werden schon sehen!

1. Woche

Gehen Sie die erste Woche gemütlich an. Nicht die Strecke zählt, die Sie zurücklegen, und auch nicht die Geschwindigkeit, mit der Sie walken. Wichtig ist nur, dass Sie jeden Tag eine halbe Stunde unterwegs sind. Und ein bisschen ins Schwitzen kommen.

Zielpulsbereich: 60 bis 65 Prozent des Maximalpulses (220 minus Lebensalter).

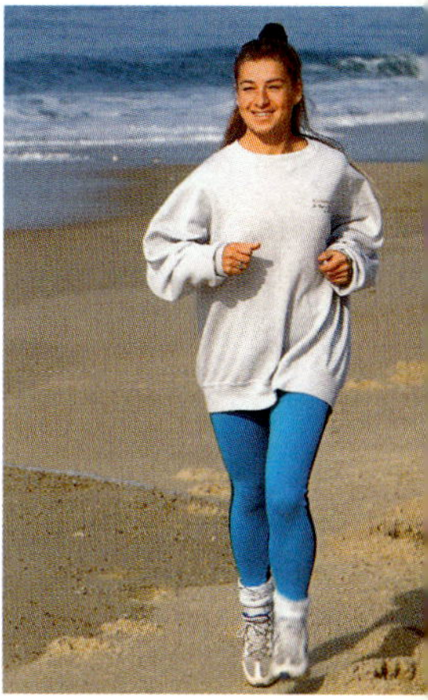

Genießen Sie Ihre neue Leichtigkeit, Ihre neue Lust am Leben.

2. Woche

In dieser Woche konzentrieren Sie sich auf eine korrekte Technikausführung. Achten Sie vor allem auf eine aufrechte Körperhaltung. Diese ermöglicht eine gute Atmung und hilft, Rückenbeschwerden zu vermeiden. Die richtige Armarbeit verleiht Ihrer Walking-Technik Dynamik und kurbelt die Fettverbrennung zusätzlich an.

Zielpulsbereich: 60 bis 65 Prozent des Maximalpulses (220 minus Lebensalter).

3. und 4. Woche

Versuchen Sie nun einen Tick zügiger zu walken, indem Sie kürzere, schnellere Schritte machen. Achten Sie dabei auch auf einen kräftigen Abdruck vom hinteren Bein. Beim Nordic-Walking machen Sie Dampf, indem Sie kräftig die Arme einsetzen und sie beim Abdruck bis hinter die Hüfte durchziehen. Die Schritte werden dabei länger.

Zielpulsbereich: 65 bis 70 Prozent des Maximalpulses (220 minus Lebensalter).

•••nachschlag

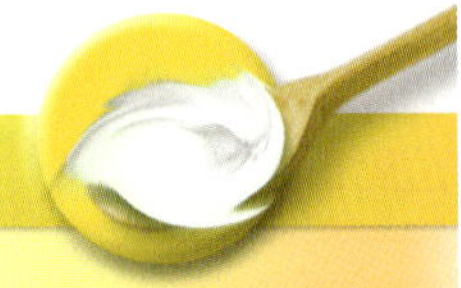

Ist alles noch zu viel?

Schaffen Sie es nicht, 30 Minuten am Stück zu walken? Kommen Sie beim Walking schnell außer Atem, so dass eine halbe Stunde am Stück für Sie eine Qual ist? Dann bauen Sie Ihr Walking-Training langsamer auf. Steigern Sie Ihre Kondition schrittweise, bis Sie eine halbe Stunde am Stück durchhalten. Beginnen Sie in der ersten Woche zunächst mit einer Viertelstunde täglich in gemütlichem Tempo. In den folgenden Wochen steigern Sie die Dauer um fünf Minuten pro Woche.

Der zweite Monat

Entdecken Sie Ihren Grenzpuls

In Ihrem zweiten Monat auf dem Weg zur optimalen Fitness, tasten Sie sich erstmals an Ihren Grenzpuls heran.

Wichtig: Auch beim Walking kann man sich überlasten. Das passiert vor allem Untrainierten und älteren Menschen leicht. Wenn Sie außer Atem kommen, dann drosseln Sie Ihr Tempo etwas.

5. und 6. Woche

Versuchen Sie jetzt, etwas Dampf zu machen. Walken Sie ein flottes Tempo mit forschen Schritten und dynamischer Armarbeit. Bauen Sie, um Ihren Walking-Stil zu verbessern und das Tempo zu steigern, mehrere 30-Sekunden-Sequenzen mit dem auf der folgenden Seite beschriebenen Intervalltraining in Ihre Walking-Runde ein. Diese verbessern

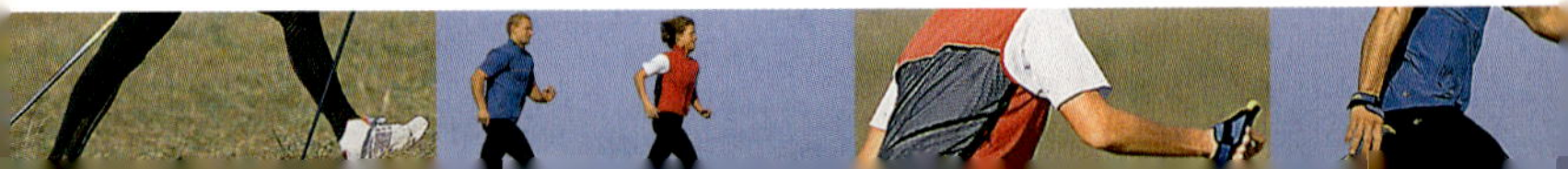

das Bewegungsgefühl, optimieren Ihre Technik und stählen Ihre Walking-Muskeln.

Zielpulsbereich: 70 bis 75 Prozent des Maximalpulses (220 minus Lebensalter).

7. und 8. Woche

Jetzt ist es Zeit, dass Sie sich von unten an Ihren Grenzpuls herantasten. Der Grenzpuls ist der höchste Puls, den Sie erreichen können, ohne dass Ihrem Muskel der Sauerstoff ausgeht, Sie Zucker statt Fett verbrennen und Sie völlig außer Atem kommen. Ermitteln Sie Ihren Grenzpuls, wie auf Seite 164 beschrieben.

Grenzpulstrick Intervalltraining: Am Anfang können Sie sich mit einem Intervalltraining an Ihren Grenzpuls herantasten. Beim Intervalltraining wechseln sich Phasen mit höherer und Phasen mit niedrigerer Belastung ab. Dadurch, dass Sie zwischendurch richtig Gas geben, steigern Sie rasch die Leistungsfähigkeit Ihres Herz-Kreislauf-Systems, und Ihre Muskeln werden optimal trainiert. Sie lernen, mit höherem Tempo zu walken.

Plus Intervalltraining: Bauen Sie jeden zweiten Tag fünf Zwei-Minuten-Intervalle in Ihr Walking-Programm ein, bei denen Sie richtig Dampf machen. Kontrollieren Sie aber mit der Pulsuhr, dass Sie Ihren Grenzpuls niemals überschreiten. Machen Sie die Pausen zwischen den Belastungen unbedingt so lang, dass Sie sich für die nächste Runde gut erholt haben. Ihr Puls sollte vor dem nächsten Intervallstart zwischen 100 und 120 liegen. Das ist ungefähr nach ein bis zwei Minuten der Fall. Ab der achten Woche walken Sie dann viermal Drei-Minuten-Intervalle.

Zielpulsbereich: Der sollte in diesen Wochen 10 bis 20 Schläge unter dem Grenzpuls liegen, bei den Intervallen knapp unter dem Grenzpuls.

Der dritte Monat

Wer will, hebt ab

Langsam wird's langweilig. Sie können mehr, haben einige Kilos verloren. Dafür eine dicke Portion Leichtigkeit des Seins dazugewonnen. Wenn diese auf dem Boden unerträglich wird und Sie das Gefühl haben, jetzt möchte ich abheben, dann sind Sie so weit. Sie mutieren dann ganz plötzlich vom Walker zum Läufer. Aber erst spielen Sie noch ein bisschen Luis Trenker.

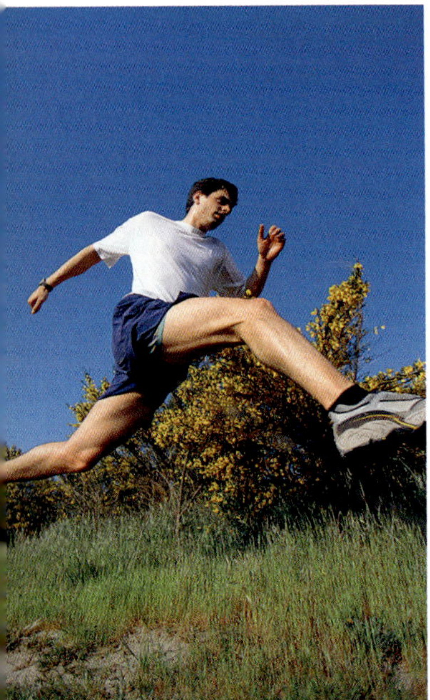

Die Pfunde sind weg, die Leichtigkeit des Seins ist da: Und schon hat man Lust abzuheben, zu laufen.

9. und 10. Woche

Gestalten Sie Ihr tägliches Walking-Programm nach Lust und Laune. Bauen Sie immer wieder ein paar Intervalle und hin und wieder ein paar kleine Hügel ein. Spielen Sie mit dem Tempo, versuchen Sie, sich mit Hilfe der Drei-zwei-Atmung nahe an Ihren Grenzpuls heranzutasten.

Ein langer Walk: Versuchen Sie jetzt sonntags, und vielleicht noch einmal in der Woche, eine längere Runde zu drehen. Wenn Sie 45 Minuten bis 1,5 Stunden walken, wird Ihr Körper in einer neuen Weise gefordert, das führt zu einer weiteren Leistungssteigerung. Auch zum Abnehmen ist ein langer Walk ideal. Beachten Sie: Je länger Sie unterwegs sind, desto langsamer müssen Sie es angehen, um durchzuhalten. Zielpulsbereich: Über Atmung ermittelter Wohlfühlpuls unter dem Grenzpuls; bei langen Walks 10 bis 20 Schläge unter dem Grenzpuls.

11. Woche

Jetzt ist es so weit. Ihre Muskeln sind gestählt, und Ihr Herz ist leistungsfähig. Machen Sie doch noch einmal den Fitness-Test von Seite 175. Und Sie werden erstaunt sein, wie sich Ihr Körper verändert hat. Jetzt können Sie sich an eine neue Herausforderung heranwagen, den Walk & Jogg. Der Walk & Jogg funktioniert genauso wie das Intervalltraining, nur dass Sie während der Belastungsphase nicht walken, sondern abheben, fliegen, ganz locker traben. Laufen Sie zunächst langsam und mit kleinen Schritten. Und donnern Sie nicht mit der Ferse auf, sondern laufen Sie leicht federnd auf dem Fußballen (siehe Seite 44).

Walk & Jogg: Bauen Sie in Ihre tägliche Walking-Runde viermal eine Minute lockeres Traben ein. Fühlen Sie sich dabei wohl, dann erhöhen Sie die Laufdauer auf zwei Minuten. Überschreiten Sie den Grenzpuls, legen Sie sofort eine Gehpause ein, auch wenn das Intervall noch nicht zu Ende ist. Fühlen Sie sich der Belastung noch nicht gewachsen, bleiben Sie einfach noch ein wenig beim Walking. Zielpulsbereich: Wohlfühlpuls (unter Grenzpuls).

12. Woche

Walk-Jogger, die zum Runner werden wollen, müssen nur die Belastung langsam steigern. Das geht ganz einfach: eine halbe Stunde lang im Wechsel eine Minute traben und eine Minute gehen. Fühlen Sie sich gut dabei, dann traben Sie zwei Minuten und legen eine Minute Gehpause ein. In den folgenden Wochen können Sie so Ihr Training steigern, bis Sie nur noch fliegen.

Zielpulsbereich: Wohlfühlpuls (unter Grenzpuls).

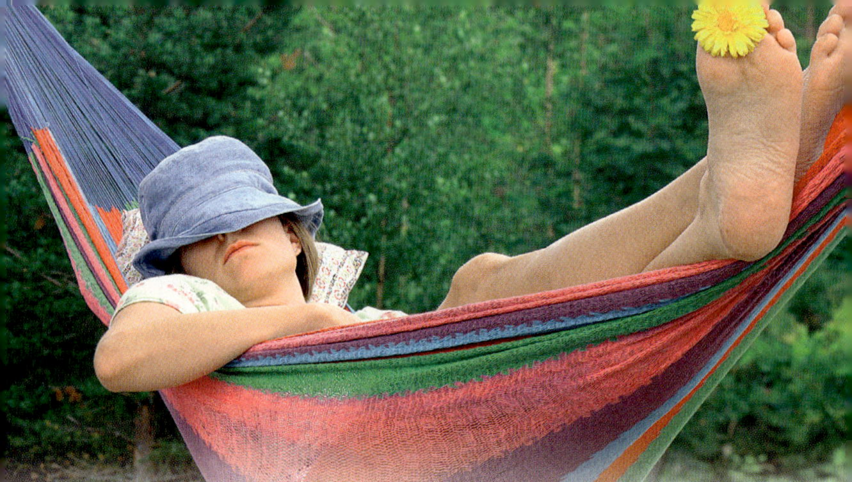

Das Antistress-endlich-schlank-Programm

Fast 98 Prozent aller heutigen Stresssituationen sind irreal. Sie glauben mir nicht? Nun, Sie müssen sich kaum Ihr Abendessen mühsam erjagen, einen sicheren Unterschlupf gegen Kälte und Nässe bauen, stehen eher selten einem gefährlichen Raubtier gegenüber, verteidigen so gut wie nie Ihr Leben im Zweikampf.

Heute bringen Sie Termindruck, Selbstzweifel, Geldsorgen, Liebeskummer und Figurprobleme auf Hochtouren. Staut sich Stressenergie auf, richtet sie sich schließlich destruktiv gegen uns selbst: Das Immunsystem spielt verrückt, der Stoffwechsel sackt ab, der Kreislauf wird überlastet, giftige Schlacken überfluten den Organismus, Ablagerungen verstopfen unsere Adern und blockieren die sensiblen Nervenbahnen, die Verdauung streikt – Pfunde wuchern. Weil die Stresshormone mit den Schlankhormonen fighten. Sie können den Kampf beeinflussen.

Der Zwei-Minuten-Tiefschlaf

Im Schlaf, dem tiefsten Entspannungszustand, regenerieren wir, bauen Schadstoffe und Schlacken ab, schütten

Wohlfühl- und Schlankhormone aus. Im Schlaf lösen wir auf intellektuelle oder emotionale Weise Probleme, nicht selten recht innovativ. Schlaf verjüngt Körper, Geist und Seele. Leider reichen die üblichen fünf bis acht Stunden Nachtschlaf nicht mehr, um die im stressüberfluteten Alltag anfallenden Negativreize aus Körper und Seele zu eliminieren.

Zwei Minuten gegen den Stress

Sie brauchen nur etwa alle drei Stunden zwei Minuten dafür. Wenn Sie also morgens um sieben aufstehen und um 24 Uhr zu Bett gehen, planen Sie einfach einen zweiminütigen Blitzschlaf gegen 10 Uhr, 13 Uhr, 16 Uhr, 19 Uhr und 22 Uhr ein. Stellen Sie sich dafür die ersten vier Wochen Ihr Handy auf Erinnerungsfunktion alle drei Stunden, danach wird ein regelmäßiger Break für Sie sowieso zum Automatismus. Zum Reflex.

Und so fallen Sie sekundenschnell in tiefsten Schlaf

Stellen Sie einen Wecker oder Ihr Handy auf zwei Minuten.

Setzen Sie sich ganz bequem auf einen Stuhl, lockern Sie die Kiefermuskeln, strecken, räkeln Sie sich und gähnen Sie nach Lust und Laune herzhaft. Lassen Sie Ihre Schultern locker.

Stellen Sie die Füße bequem breitbeinig auf den Boden, legen Sie Ihre Arme ganz locker auf die Oberschenkel oder auf den Tisch. Lassen Sie Ihren Kopf weich nach vorne fallen oder legen Sie ihn auf die Arme. Schließen Sie Ihre Augen. Und atmen Sie so lange wie möglich aus, dann ganz weich und ruhig tief in den Bauch. Stellen Sie sich vor, dass mit jedem Atemzug frische, reine Energie in Ihren Körper flutet und mit jedem Ausatmen alles Alte, Dunkle, Verbrauchte ihn verlässt.

Und nun sagen Sie sich unhörbar im Rhythmus des Atmens ständig ein- und dieselben monotonen Silben vor: Zum Beispiel: umami, umami, umami oder Ooom, Ooom. Immer weiter, immer im gleichen Rhythmus.

Auftauchende Gedanken, Gefühle und innere Bilder nehmen Sie ruhig und wertfrei wahr, überlassen diese einfach sich selbst. Bleiben Sie bewusst immer nur bei Ihrem ständigen, rhythmischen, monotonen Singsang. Lassen Sie sich auf keinen Fall von nichts und niemandem ablenken.

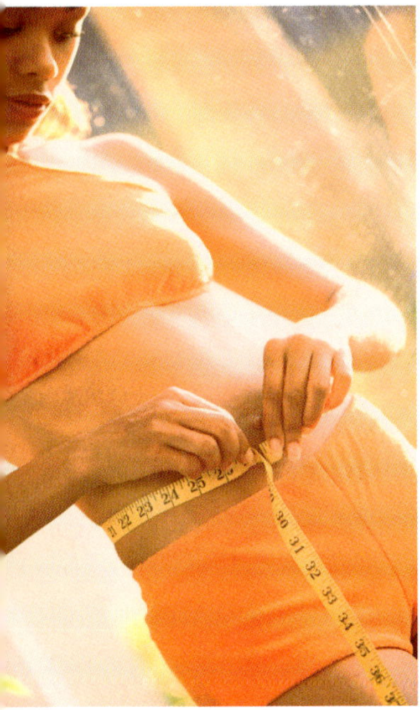

Hier ist der Traum schon Wirklichkeit. Das Maßband zeigt: Die Butterpäckchen sind geschmolzen.

Träumen Sie sich schlank

Permanent laufen Filme in unserem Gehirn ab. Und diese Vorstellungen wirken sich auf Ihren Körper aus. Sie lenken Hormonausschüttung, Stoffwechselaktivität und organische Funktionen. Rein mit Geisteskraft können Sie Ihren Blutdruck senken, den Puls verlangsamen, Muskeln trainieren und Pfunde zum Schmelzen bringen. Das nennen die Experten Visualisation. Man macht sich einen Film im Kopf, der das Leben verändert. Aber machen Sie sich einen Film, der Sie positiv träumen lässt.

Die Zehn-Minuten-Visualisation

Nehmen Sie sich täglich zehn Minuten Zeit für Phantasie. Am besten morgens, nach dem Laufen, Duschen und Frühstücken – kurz bevor Sie in Ihren Alltag starten. Wenn es da nicht klappt, machen Sie die Übungen einfach abends, kurz vor dem Einschlafen.

Anleitung für Kopfkino-Regisseure

Gehen Sie in einen ruhigen Raum, sorgen Sie dafür, dass Sie niemand stört. Legen Sie Ihre liebste Entspannungsmusik auf, stellen Sie den Wecker auf zehn Minuten, setzen Sie sich ganz entspannt hin, lockern Sie Ihre Kleidung, räkeln, dehnen und strecken Sie sich genüsslich. Atmen Sie ganz sanft tief in den Bauch, schließen Sie die Augen und lenken Sie Ihre Aufmerksamkeit sachte auf Ihre inneren Bilder.

Wann fühlten Sie sich wunderschön, erfolgreich, begehrenswert? Beim ersten Flirt, im letzten Urlaub? Holen Sie jede Einzelheit der Situation immer genauer zurück in Ihr Gedächtnis. Hören Sie die Stimmen und Geräusche um sich herum, sehen Sie die Farben, riechen Sie die Düfte, betrachten Sie die ganze Umgebung und spüren Sie das warme Glücksgefühl, das Ihren Körper durchflutet.

Fühlen Sie, wie mit jedem Atemzug Schweres, Schwieriges von Ihnen abfällt und Kraft, Leichtigkeit und Lebenslust in Sie strömen, sich bis in die allerkleinste Faser Ihres Körpers ausbreiten.

Und schicken Sie nun Ihre Wünsche ins Unterbewusstsein: Was wünschen Sie sich? Eine Weltreise? Liebe erleben? Einen attraktiven Körper? Schlank und federleicht zu sein? Malen Sie sich Ihre Wünsche in den herrlichsten Farben aus, erleben Sie sich selbst so, als hätten sie sich bereits erfüllt. Wie warm ist der Indische Ozean? Wie herrlich federleicht und makellos ist Ihr Körper? Spüren Sie mit allen Sinnen nach, füüühlen Sie sich so, als wären Sie bereits der Mensch, der Sie am liebsten sein wollen.

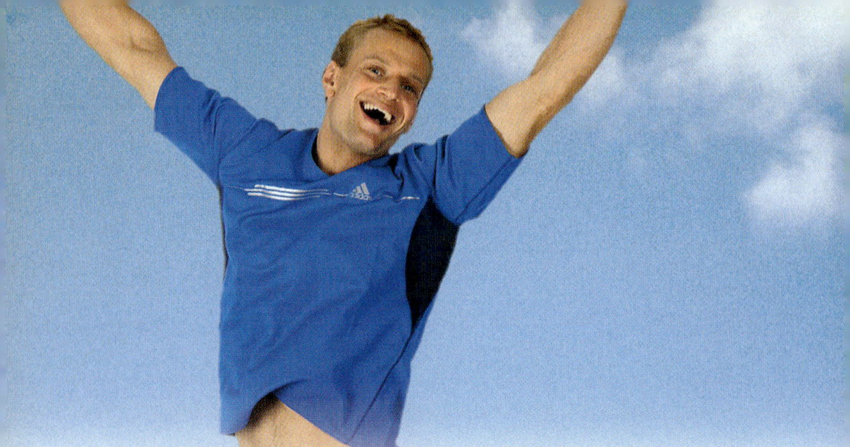

Vital-Fatburning – der Start in ein neues, schlankes Leben

Schlank in drei Stufen: Mit Vital-Fatburning werden Sie schnell die ersten Kilos los. Daran hängen Sie die Intervall-Diät, damit weitere Pfunde purzeln. Die neu erworbene Leichtigkeit festigen Sie mit der Forever-Young-Diät.

Sie haben kapiert: Pfunde verschwinden nicht von selbst, aber sie fliehen, wenn Sie etwas tun. Sie müssen Fettmolekül für Fettmolekül verbrennen. In Ihren Muskeln. Das tun Sie, wenn Sie täglich 30 Minuten mit dem richtigen Puls walken und zehn Minuten mit unserem Miniworkout in Ihre Muskeln investieren. Sie tun es schneller, verbrennen mehr, wenn Sie in der ersten Woche Ihre Brennöfchen zwei- oder dreimal anwerfen. Wenn Sie also täglich 60 oder 90 Minuten walken oder laufen. So können Sie jeden Tag bis zu einem Kilo verlieren. Können Sie, müssen Sie nicht. Es kommt auf Ihre Ziele an.

Sie müssen sich bewegen – doch hungern dürfen Sie nicht. Sie müssen auf Ihr Eiweiß achten. Sie müssen genug trinken. Sie brauchen alle Vitalstoffe, um Fett zu verbrennen. Sie müssen Ihre Schlankhormone mit den richtigen Nährstoffen locken.

Die nötige Schlankausstattung: Laufschuhe, Pulsuhr, Flexband, Nordic-Walking-Stöcke, Eiweißpulver, Vitalstoffpräparate, Mixer.

1. Stufe: Vital-Fatburning

Jeden Tag bis zu einem Kilo abnehmen – kein Traum, Realität. Sie müssen sich halt ein bisschen anstrengen. Am besten wäre, Sie nehmen sich eine Woche frei und kümmern sich in dieser Woche nur um Ihren Körper. Um sich. Sie sind wichtig. Und vielleicht macht Ihr Partner mit. Zu zweit macht es doppelt so viel Spaß. Und wenn der Spaß groß genug ist, dann können Sie auch 10 Tage Vital-Fatburning machen. Das Erfolgsgeheimnis ist schlicht:

Bewegung ● Eiweißshakes ●
Vitalstoffe von Obst und Gemüse

Warum die meisten Diäten sinnlos sind

Der Jo-Jo-Effekt: Der Körper schaltet während der Diät auf sein Notprogramm, er setzt den Grundumsatz herab. Er drosselt den Stoffwechsel, kommt plötzlich mit weit weniger Kalorien aus. Das Abnehmen wird immer schwerer. Nach der Diät fährt er den Grundumsatz zwar wieder hoch, aber nicht zurück zum vorherigen Ausgangspunkt. Das heißt: Er verbrennt nicht mehr so viele Kalorien wie vor der Diät. Man nimmt schnell wieder zu.

Der Eiweißverlust: Bei einer Nulldiät schlägt der Körper einen völlig neuen Stoffwechselweg ein – er verbrennt Eiweiß. Er bezieht seine Fastenenergie aus dem Muskel, dem Blut und dem Immunsystem. Die Waage zeigt zwar einen ersten Erfolg, nur wurde leider kein Gramm Fett abgenommen. Trauriges Fazit: Das Fett ist geblieben, der Grundumsatz reduziert, wertvolles Eiweiß verloren.

Das passiert Ihnen nicht. Denn Sie geben Ihrem Körper Eiweiß. Alle vier Stunden eine kleine Portion. Alle wichtigen Aminosäuren, der Körper greift nicht auf sein Eiweiß zurück, die Fettverbrennung startet sofort.

Wie ein Eiweißdrink die Fettverbrennung ankurbelt

Durch die spezifisch dynamische Wirkung: Um Eiweiß in wertvolle Körpersubstanz (Muskeln, Hormone, Immunsystem, Blut etc.) umzubauen, muss der Körper Energie zur Verfügung stellen. Er bedient sich dafür aus den Fettdepots. Während Sie Eiweiß essen, schmelzen Fettdepots weg. Wenn Sie auf nüchternen Magen morgens nach dem Lauf einen Eiweißdrink shaken, setzt Ihr Körper Wachstumshormon frei, das stärkste fettverbrennende Hormon, das Sie kennen. Es baut bevorzugt das Fett an Bauch und Oberschenkeln ab. Gut ist, wenn Ihr Eiweißpulver auch Carnitin enthält. Eine außerordentlich wertvolle Substanz, welche die Fettmoleküle direkt in die Zellkraftwerke zur Verbrennung transportiert. Ohne Carnitin ist Abnehmen nicht möglich. Carnitin ist der für die Fettverbrennung entscheidende Stoff im Körper.

••• gut zu wissen

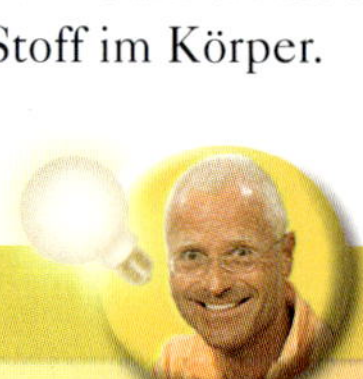

Darf jeder mit Vital-Fatburning abnehmen?

Jeder gesunde Mensch kann ohne Bedenken sofort starten. Ich empfehle Ihnen aber immer einen ärztlichen Vitalcheck mit Blutuntersuchung.

Die kleinen schlanken Regeln

Alle vier Stunden Eiweiß: Alle vier Stunden rühren Sie zwei Esslöffel Eiweißkonzentrat in Wasser oder Magermilch (0,3 Prozent Fett) und trinken es. Noch besser schmeckt es mit frischen Früchten aus dem Mixer. Die Rezepte dazu finden Sie ab Seite 192. Mixen Sie sich jeden Tag zwei bis drei Drinks Ihrer Wahl.

Trinken, trinken und nochmals trinken: Trinken Sie jeden Tag mindestens drei Liter Mineralwasser und verschiedene ungesüßte Tees. Ab und zu dürfen Sie ruhig auch eine Tasse Kaffee genießen. Trinken Sie zudem täglich 200 Milliliter frischen Gemüsesaft.

Obst und Gemüse satt: Essen Sie so viel Obst und Gemüse, wie Sie können, die Hälfte roh – außer die ganz süßen Früchte. Bananen und Melonen haben einen hohen glykämischen Index. Sie locken viel Insulin, das Hormon, das Hunger macht. Das Gleiche gilt für Mais und Kartoffeln. Wenn Sie Gemüse garen, dann sanft und kurz – und nur mit einigen Tröpfchen Olivenöl.

Der Trick mit den tropischen Früchten: Essen Sie ruhig auch enzymhaltiges Obst. Ananas, Mangos, Papayas, Kiwis, Erdbeeren, Aprikosen – sie haben teilweise einen höheren GLYX, enthalten aber Enzyme, welche tatkräftig die Eiweißaufnahme unterstützen.

Verbrennen Sie Ihr Fett: Bewegung verhindert, dass der Grundumsatz sinkt. Sie kurbelt den Stoffwechsel sogar an. Zum Vitalprogramm gehört also ein Zehn-Minuten-Muskelworkout und 30 Minuten aktives Fettverbrennen – wenn Sie wollen, länger.

Am besten geeignet sind: Nordic-Walking, Power-Walking oder leichte Joggingläufe. Grundsätzlich sollte die Bewegung bei niedriger Intensität gleichmäßig, nonstop und ausdauernd sein.

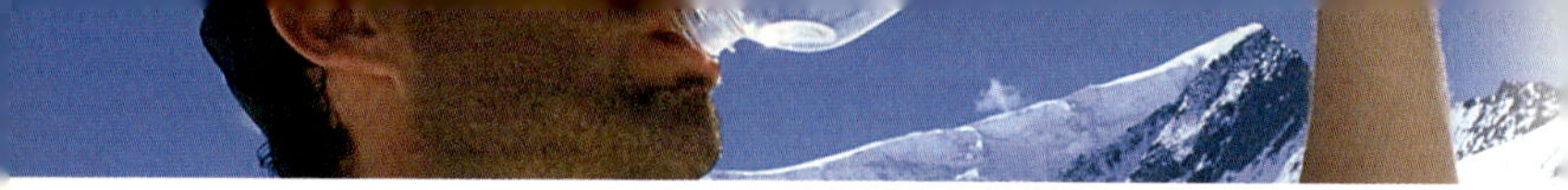

So sieht Ihr Vital-Fatburning-Tag aus

1 Morgens trinken Sie noch im Bett auf nüchternen Magen ein großes Glas stilles Wasser. Zehn Minuten später holt sie der gastrocholische Reflex aus dem Bett – Sie müssen dringend.

2 Dann springen Sie in Ihre Walking-Schuhe, packen die Nordic-Walking-Stöcke. An der frischen Luft gehen Sie einmal durch das Dehnprogramm von Seite 165.

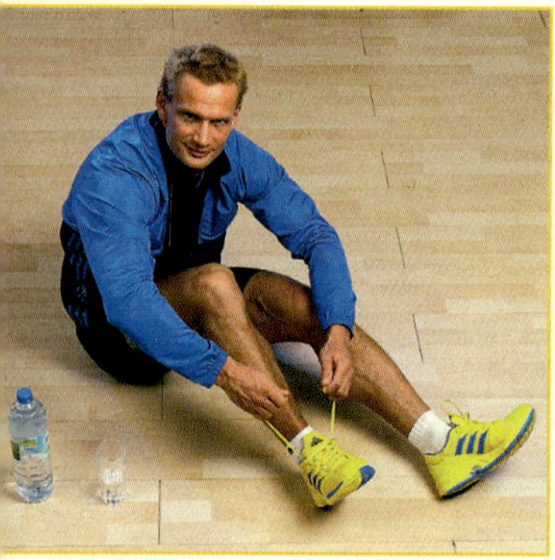

3 Walken Sie los, wie ab Seite 176 beschrieben. 30 Minuten – oder eine Stunde. Danach dehnen.

4 Füllen Sie Ihren Flüssigkeitshaushalt mit Wasser oder Tee auf, machen Sie Ihr Muskelworkout (siehe Seite 170 ff.).

5 Jetzt mixen Sie sich einen Eiweißshake – pur, ohne Früchte.

6 Dann gehen Sie unter die Dusche. Warm, kalt, warm, kalt. Am Schluss stellen Sie den Hebel auf kalt. Das härtet den Kreislauf ab, trainiert die Gefäße. So tanken Sie Energie, die im Laufe des Tages noch mehr Fett verbrennt.

7 Nun schnipseln Sie sich eine Schüssel Obstsalat mit frischen Früchten der Saison. Wenn Sie das morgens nicht vertragen, dann trinken Sie einen Gemüsesaft. Eine Tasse Kaffee oder Tee ist erlaubt, wie Sie wollen.

8 Finden Sie zehn Minuten Zeit für Ihre Visualisationsübung von Seite 184.

9 Knabbern Sie bis zum Mittagsshake Gemüsestreifen (Rezept auf Seite 201), essen Sie einen Apfel, trinken Sie ein Glas Tomatensaft.

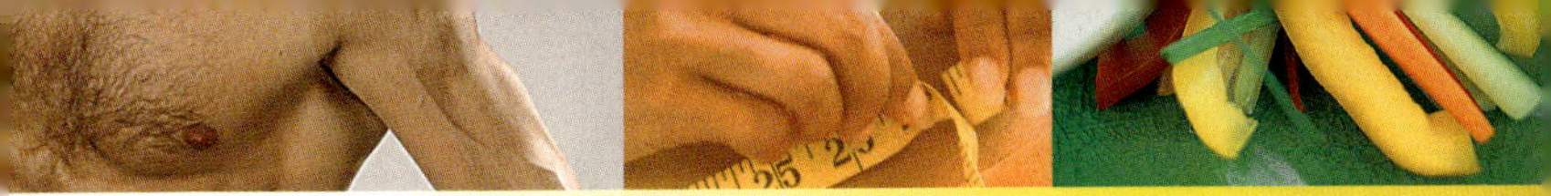

10 Mittags mixen Sie sich einen Früchte- oder Gemüse-Eiweißshake. Wirklich sehr leckere Rezepte finden Sie ab Seite 192.

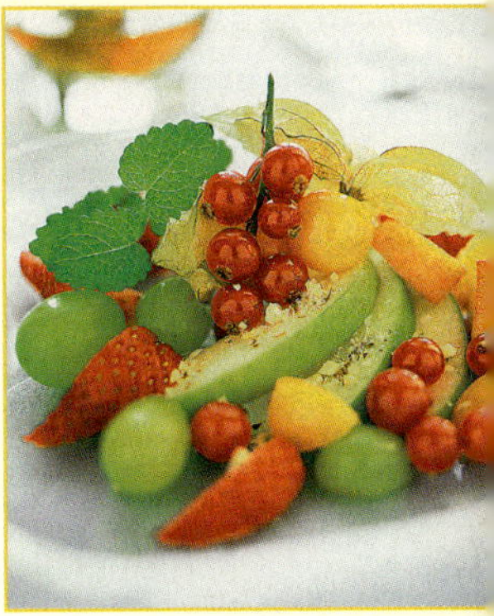

11 Machen Sie die Meditationsübung zum Reflextiefschlaf von Seite 182 – und noch zwei weitere Mal an diesem Tag.

12 Bis zum nächsten Shake essen Sie einfach, wenn der Hunger kommt, Obst oder Gemüse. Vergessen Sie das Trinken nicht.

13 Nachmittags gehen Sie eine weitere Runde walken. Zuvor machen Sie noch leichte Dehnübungen und trinken 0,3 Liter Mineralwasser. Danach dehnen Sie und mixen Sie sich wieder einen Eiweißdrink aus dem Angebot ab Seite 192.

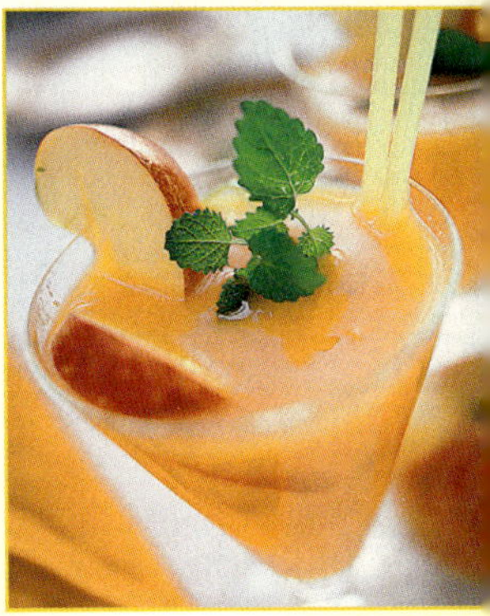

14 Auch abends mixen Sie sich einen Eiweißdrink. Achtung: Manche Menschen vertragen nach 18 Uhr kein Obst mehr. Sie finden auf den folgenden Seiten auch Gemüseshakes. Sie können einen Salat essen oder sich Gemüse dünsten, mit einem Esslöffel Olivenöl.
Tipp fürs Restaurant: Essen Sie Salat.

15 Schlummertrunk: 1 Esslöffel Eiweißpulver auf 0,1 Liter Wasser, Saft von $^{1}/_{2}$ Zitrone plus 2 Teelöffel Honig.

Machen Sie sieben bis zehn Vital-Fatburning-Tage!

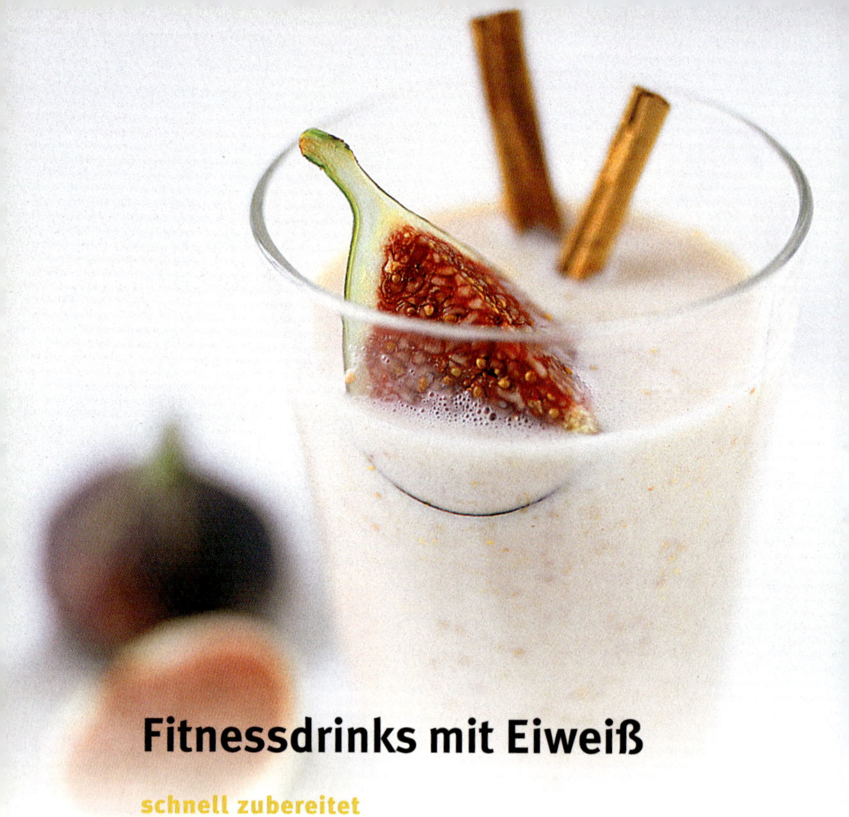

Fitnessdrinks mit Eiweiß

schnell zubereitet

Every-Day-Forever-Young-Drink

- *80 g gemischte Beeren (z. B. Erdbeeren, Himbeeren, Heidelbeeren), frisch oder TK*
- *2 Saftorangen*
- *2 EL Zitronensaft*
- *50 ml Karottensaft*
- *2 EL Eiweißpulver (aus der Apotheke)*
- *1 TL Leinöl*
- *1 TL Haferkleie*
- *2 TL Ahornsirup*

Frische Beeren kurz abbrausen, vorsichtig trockentupfen, verlesen und eventuell in Stücke schneiden. TK-Beeren gleich in den Mixer geben.

Den Orangensaft auspressen, den Zitronen- und Karottensaft dazugießen und alles fein zerkleinern. Eiweißpulver, Leinöl, Haferkleie und Ahornsirup hinzufügen und alles durchmixen.

Den Drink in ein hohes Becherglas geben, eventuell mit einem Beeren-Melisse-Spieß garnieren. Mit einem dicken Trinkhalm servieren.

schnell & bürotauglich

Feigen-Sanddorn-Buttermilch

- *2 frische violette Feigen (etwa 100 g)*
- *2 TL Sanddorn-Vollfrucht mit Honig (aus dem Reformhaus)*
- *2 EL Eiweißpulver (aus der Apotheke)*
- *2 EL Dickmilch*
- *100 ml eiskalte Buttermilch*
- *50 ml stilles Mineralwasser*
- *1 Prise Zimt*

Die Feigen vierteln und das Fruchtfleisch mit einem Teelöffel aus der Schale herauslösen. Die Feigenstücke mit dem Sanddornmark und der Dickmilch in den Mixer geben und fein pürieren.

Das Eiweißpulver und die Buttermilch dazugeben. Dann alles kurz durchmixen. Mit dem Mineralwasser auffüllen und mit Zimt abschmecken.

In ein großes Glas gießen und mit einer Feigenspalte und ein bis zwei Zimtstangen garnieren. Sofort mit einem dicken Trinkhalm servieren.

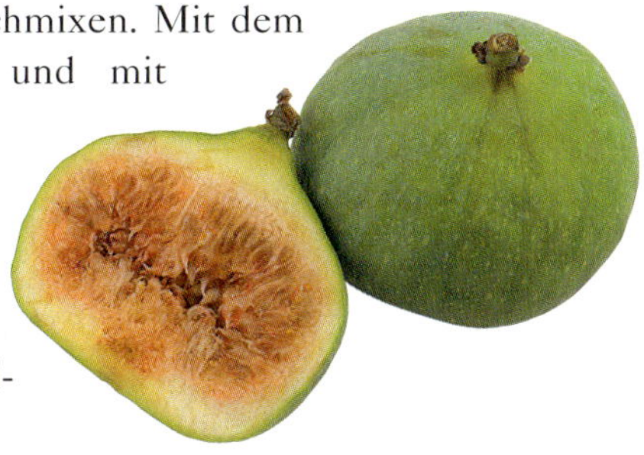

bürotauglich

Kiwi-Apfel-Molke

- *1 Kiwi*
- *1/4 grüner Apfel (etwa 50 g)*
- *2 TL Zitronensaft*
- *2 TL Apfel- oder Birnendicksaft*
- *1/8 l eiskalte Trinkmolke*
- *2 EL Eiweißpulver (aus der Apotheke)*

Die Kiwi schälen, eine Scheibe zum Garnieren abschneiden und beiseite legen. Die übrige Kiwi vierteln und klein schneiden. Das Apfelstück gut waschen, abtrocknen, entkernen und in kleine Würfel schneiden. Die Kiwi- und Apfelstücke in den Mixer geben, mit dem Zitronensaft und dem Apfel- oder Birnendicksaft beträufeln. Die Hälfte der Molke dazugeben und alles etwa 15 Sekunden lang fein pürieren.

Das Eiweißpulver und die übrige Molke hinzufügen und dann alles kurz durchmixen.

Den Drink in ein hohes Glas gießen, mit der Kiwischeibe garnieren und mit einem Trinkhalm servieren.

schnell & sättigend

Energydrink mit Avocado

- *1/2 kleine, reife Avocado*
- *1 EL Limetten- oder Zitronensaft*
- *1 Orange*
- *2 EL Eiweißpulver (aus der Apotheke)*
- *1/8 l eiskalter Kefir*
- *50 ml stilles Mineralwasser*
- *1 Prise Cayennepfeffer*
- *2 Eiswürfel*

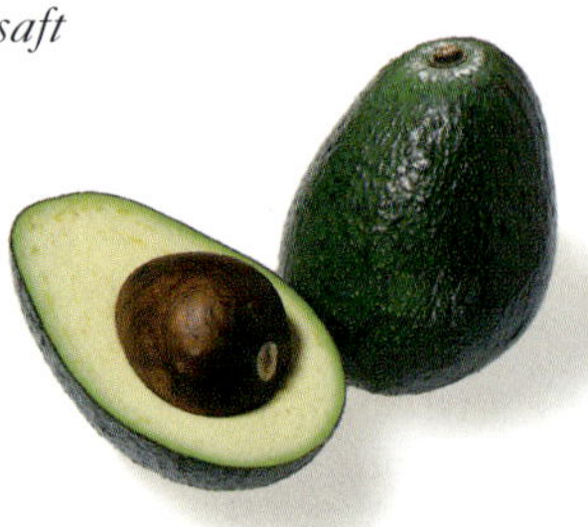

Das Avocadofleisch aus der Schale löffeln, in den Mixer geben und sofort mit dem Limetten- oder Zitronensaft beträufeln. Den Saft der Orange auspressen, angießen und alles fein pürieren.

Das Eiweißpulver hinzufügen, mit dem Kefir auffüllen und alles kurz und kräftig durchmixen. Mit dem Mineralwasser auffüllen. Mit Cayennepfeffer abschmecken.

Die Eiswürfel in ein hohes Glas geben, den Drink darüber gießen und mit einem dicken Trinkhalm sofort servieren.

raffiniert

Blaubeerflip

- *80 g Blaubeeren (frisch oder tiefgekühlt und aufgetaut)*
- *1 Eigelb*
- *1 TL Zitronensaft*
- *2 EL Natur-Sojajogurt*
- *1/8 l ungesüßter, roter Traubensaft*
- *2 EL Eiweißpulver (aus der Apotheke)*
- *1/2 Vanilleschote*

Die Beeren behutsam waschen, verlesen und vorsichtig trockentupfen. Mit dem Eigelb, dem Zitronensaft, dem Jogurt und dem Traubensaft in den Mixer geben und fein pürieren.

Das Eiweißpulver hinzufügen und dann alles kurz und kräftig durchmixen. Die Vanilleschote längs aufschneiden, das Mark herauskratzen und in den Flip rühren.

Den Drink in ein großes Glas gießen und mit einem Trinkhalm servieren.

tipp: *Mehr Eiweißdrinks finden Sie in meinem Büchlein »Power-Eiweißdrinks«, Heyne-Verlag.*

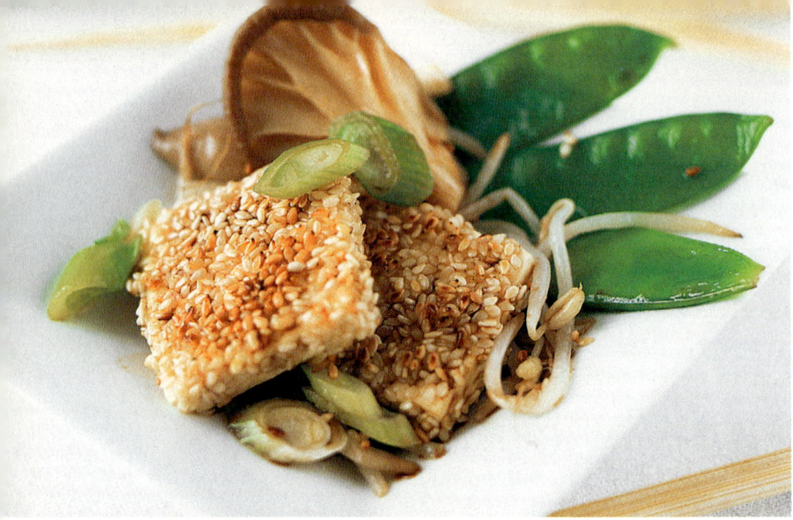

2. Stufe: Intervall-Diät

Intervall steht für Erfolg. Forscher stellten fest, dass der Körper immer positiv reagiert, wenn er mal etwas bekommt und mal nicht, mal etwas tut und mal nicht. Das steht in den Genen. Mal hatte man Erfolg bei der Mammutjagd – mal nicht. Mal gab es einen großen Braten, mal nur Früchte und Wurzeln. Aus diesem Grund sollte man auch Vitalstoffe im Intervall zu sich nehmen. Dann, wenn die Tanks aufgefüllt sind, immer mal wieder Pause machen, damit sich der Körper nicht an die gute Versorgung gewöhnt. Und nach einer kurzen Auszeit das Angebot erfreut willkommen heißt und besser verwertet.

Intervalltraining im Sport bringt auch Erfolg. Also, wer den Körper zwischendrin immer mal wieder ein bisschen stärker fordert, sorgt dafür, dass die Kondition ziemlich schnell wächst.

Per Intervall-Diät gegen den Jo-Jo-Effekt

Auch das Geheimnis für Schlankerfolg heißt: Intervall. Sie geben dem Körper einen Tag genug Kalorien – gesund verpackt. Wie das geht, haben Sie in diesem Buch gelernt. Kochen Sie, was Sie kennen, minimieren Sie die Kohlenhydrate namens Beilage – Kartoffeln, Reis, Nudeln, Brot. Achten Sie auf ausreichend Gemüse und pflanzliche Öle. Essen Sie viel Fisch. Und am nächsten Tag heizen Sie die Kalorienverbrennung an mit Reineiweiß. Das hindert den Körper daran, sein Notprogramm einzuschalten, den Stoffwechsel zu drosseln. Das verhindert den Jo-Jo-Effekt.

Intervall heißt also hier: Ein Fatburning-Tag wechselt mit einem Forever-Young-Tag. Sie müssen nicht kochen, Sie können auch mit Ihrem Wissen und den Tabellen aus diesem Buch in der Kantine essen oder im Restaurant. Wer Lust hat, selbst Hand anzulegen, darf sich natürlich mit seinem neu erworbenen Wissen auch in der Küche austoben. Rezepte, die Sie jeden (Intervall)-Tag in Ihr Leben einbauen sollten, finden Sie ab Seite 200.

Sie brauchen noch mehr Rezeptanleitung? Im Heyne-Verlag ist das Taschenbüchlein »Meine besten Fitness-Rezepte« von mir erschienen. Ich kann Ihnen auch »Das Große GLYX-Kochbuch« von Marion Grillparzer empfehlen.

Wie lange macht man die Intervall-Diät? So lange Sie wollen.

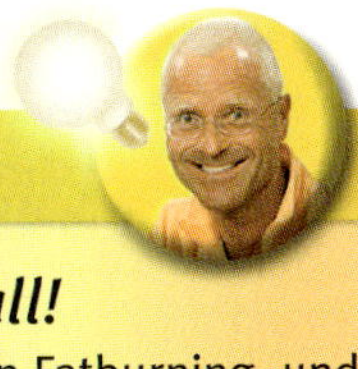

••• gut zu wissen

Noch eine Form von Intervall!

Sie mögen keinen Wechsel zwischen Fatburning- und Intervall-Tag? Dann machen Sie einfach weiter wie bisher und ersetzen Mittag- und/oder Abendshake durch eine gesunde Mahlzeit. Achten Sie auf: wenig tierisches Fett, kaum Kohlenhydrate (Beilagen!), viel Gemüse und Eiweiß.

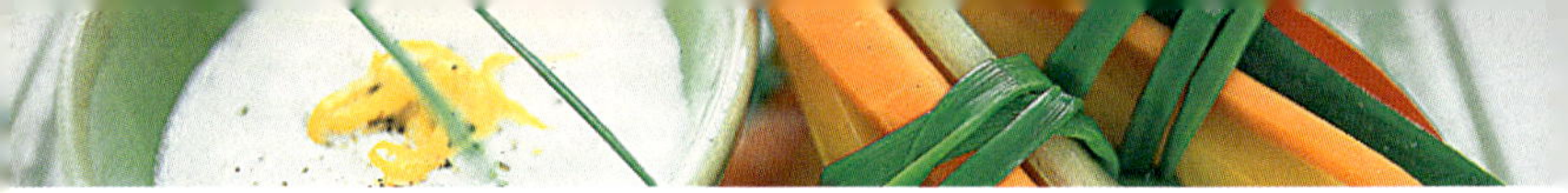

So sieht Ihr Intervall-Tag aus

1 Morgens ein Glas stilles Wasser vom Nachttisch. Gleich die Visualisationsübung von Seite 184 machen.

2 Sie walken wie am Vital-Fatburning-Tag. Und machen vor und nach dem Walken Ihre Dehnübungen von Seite 165f.

3 Sie trinken einen Eiweißshake, duschen und essen eine halbe Stunde später eine große Schüssel Fruchtsalat. Ein Rezept finden Sie auf Seite 200f.

4 Sie knabbern Gemüsestreifen mit einem Dip. Das Rezept steht auf Seite 201ff. Trinken Sie ein Glas Tomatensaft. Wenn Sie wollen zwei.

5 Mixen Sie sich einen Shake aus dem Rezeptangebot auf den Seiten 192 bis 195.

6 Mindestens drei Liter Mineralwasser sollten Sie täglich trinken. Schon vormittags 1,5 Liter. Und zu jeder Tasse Kaffee ein doppelt so großes Glas Wasser.

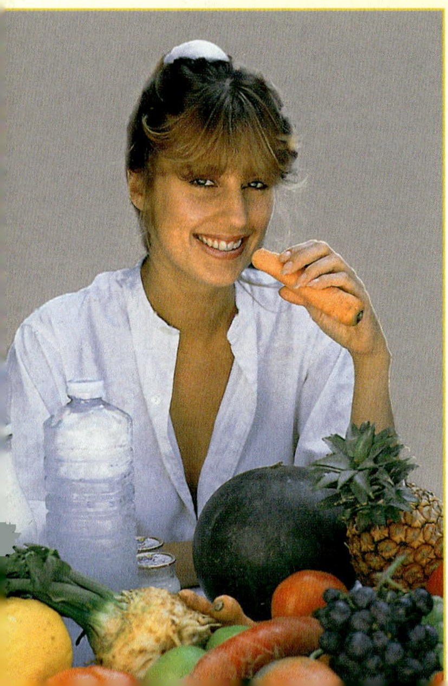

7 Mittags essen Sie, worauf Sie Lust haben. Achten Sie auf: wenig Kohlenhydrate, wenig tierisches Fett, viel Eiweiß – die Tabellen auf Seite 73ff. helfen Ihnen weiter.

8 Essen Sie vor dem Hauptgang immer eine Schüssel Salat. Das Forever-Young-Rezept finden Sie auf Seite 203f.

9 Vergessen Sie mittags Ihr kleines Reflextiefschläfchen nicht. Und gönnen Sie sich noch zwei weitere an diesem Tag.

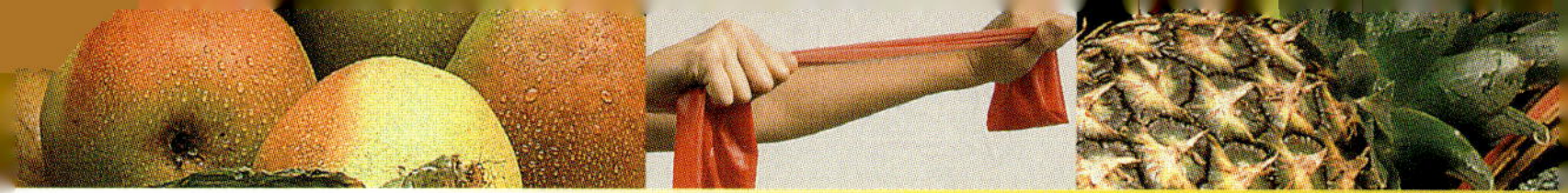

10 Kommt nachmittags Hunger auf, dann greifen Sie zu Obst und Gemüse.

11 Denken Sie an Ihr 10-Minuten-Miniworkout. Die Anleitungen dazu finden Sie ab Seite 170.

12 Abends essen Sie etwas, auf das Sie so richtig Lust haben. Essen Sie vorher noch eine Schüssel Salat. Wenn Sie die Beilage weglassen, auf Kohlenhydrate verzichten, dann locken Sie nachts auch das Wachstumshormon.

13 Trinken Sie ruhig ein Gläschen trockenen Wein zum Essen – wenn Sie das mögen. Auf halbtrockenen oder lieblichen Wein sollten Sie aber verzichten.

14 Wenn Sie nicht mindestens dreimal die Woche Fisch essen, dann holen Sie sich Fischölkapseln aus der Apotheke. Mit den Omega-3-Fettsäuren für gute Eicos.

15 Schlummertrunk: ein Esslöffel Eiweißpulver auf ein Glas Wasser oder Magermilch mit dem Saft einer Zitrone. Und zwei Teelöffel Honig.

16 Machen Sie vor dem Einschlafen, wenn Sie Lust haben, doch noch einmal Ihre Visualisationsübung. Und Sie wachen dann morgens unendlich leicht und schlanker auf!

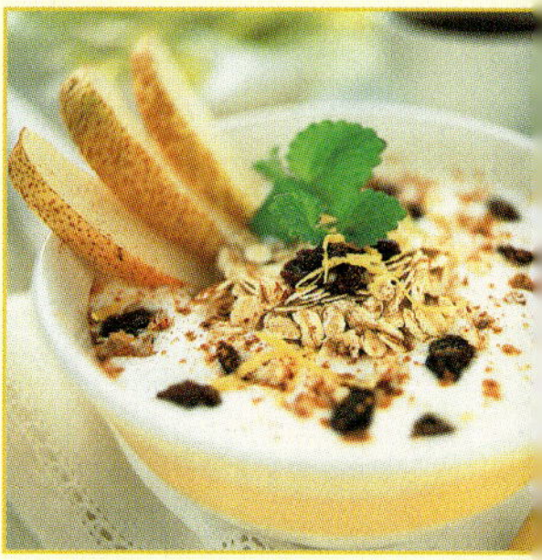

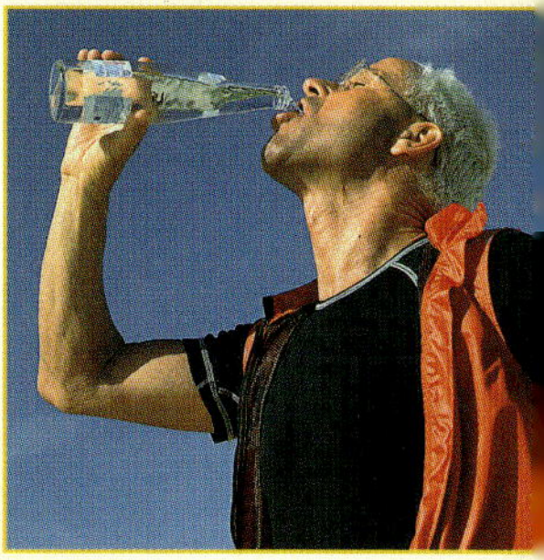

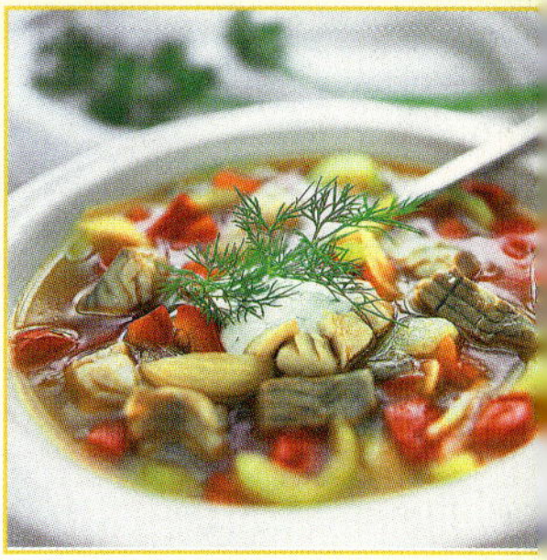

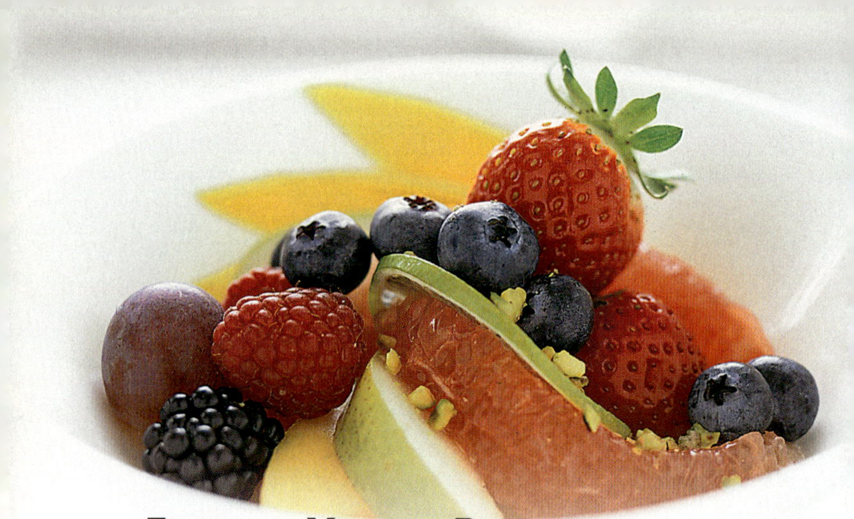

Forever-Young-Rezepte für jeden Tag

erfrischend

Forever-Young-Fruchtsalat

Leicht, erfrischend und vitaminreich – so sollte die erste Mahlzeit des Tages sein. Obst macht munter und tankt den Körper mit Vitalstoffen auf. Sie dürfen alle Früchte mit einem niedrigen glykämischen Index in den Salat schnippeln: Erdbeeren, Himbeeren, Heidelbeeren und andere Beeren, Pfirsiche oder Nektarinen, Pflaumen, Äpfel, Birnen, Feigen, Kirschen und Zitrusfrüchte wie Orangen, Grapefruits und Mandarinen. Erlaubt sind auch Früchte wie Banane, Mango und Papaya – wegen ihres mittleren GLYX allerdings nur in kleinen Mengen.

- *200–250 g gemischte frische Früchte (z. B. Beeren, Birnen, Pfirsiche, Pflaumen, Grapefruit)*
- *2 EL Orangensaft*
- *1 EL Limetten- oder Zitronensaft*

- *1 TL Fruchtzucker oder Frutilose (flüssige Obstsüße aus dem Reformhaus)*
- *2 TL gehackte Pistazien*

Die Früchte je nach Sorte waschen und putzen oder schälen, eventuell klein schneiden.

In einer Schüssel den Orangen- und Limetten- oder Zitronensaft mit Fruchtzucker oder Frutilose verrühren. Das vorbereitete Obst darin wenden und mit den Pistazien bestreuen.

bürotauglich

Gemüsesticks mit zwei Dips

- *200 g gemischtes Gemüse (z. B. Gurken, Kohlrabi, Möhren, Paprikaschoten, Staudensellerie, Frühlingszwiebeln, Fenchel oder Chicoréeblätter)*

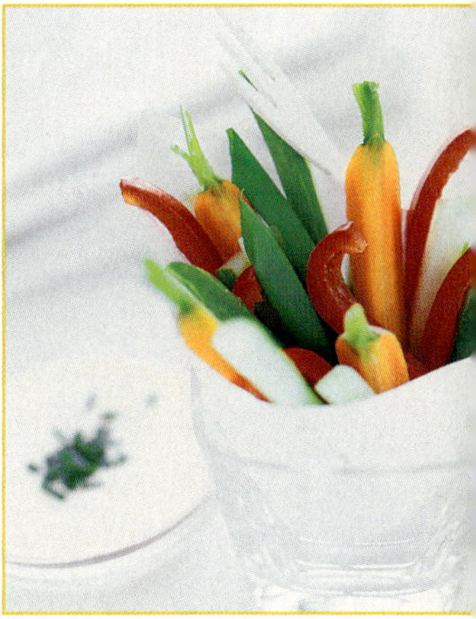

Nach Geschmack zwei bis drei Sorten Gemüse auswählen, waschen oder schälen und putzen, dann in feine, aber lange Streifen schneiden. Auf einem Teller anrichten und nach Belieben mit dem Feta-Kräuter-Dip oder dem scharfen Paprikadip servieren. Bei Tisch die Gemüsesticks in die Sauce tunken.

tipp: *Feste Sorten wie Blumenkohl, Brokkoli und Spargel werden drei bis fünf Minuten in kochendem Salzwasser blanchiert, bevor man sie zum Dippen verwendet.*

vorratstauglich

Feta-Kräuter-Dip

- *40 g Schafskäse (Feta)*
- *1 EL Zitronensaft*
- *1 TL Olivenöl*
- *100 g Naturjogurt*
- *1/4 TL abgeriebene unbehandelte Zitronenschale*
- *Salz, schwarzer Pfeffer*
- *je 3 Zweige Dill und Petersilie*

Den Schafskäse grob würfeln, mit dem Zitronensaft und dem Olivenöl pürieren. Den Jogurt unterrühren. Mit der Zitronenschale, Salz und Pfeffer abschmecken.

Den Dill und die Petersilie waschen, trockenschütteln, die Blätter abzupfen und fein hacken. Unter den Dip mischen. Diesen in ein Schälchen geben.

Scharfer Paprikadip

- *1 kleine rote Paprikaschote*
- *1 Schalotte*
- *2 TL Olivenöl*
- *4–6 EL Gemüsebrühe*
- *2 TL Schmand*
- *1 TL Weißweinessig*
- *Salz, Cayennepfeffer*
- *3 Schnittlauchhalme*

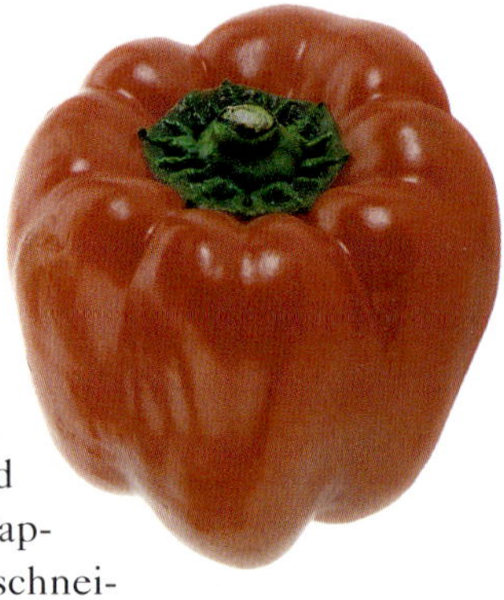

Die Paprikaschote waschen, halbieren und die Kerne und Samenwände entfernen. Die Paprikahälften in kleine Würfel schneiden. Die Schalotte schälen und fein hacken.

Das Öl in einem Topf erhitzen, Schalotten und Paprika darin etwa drei Minuten andünsten. Mit der Brühe ablöschen und zugedeckt weitere fünf bis sieben Minuten dünsten. Vom Herd nehmen, fein pürieren und etwas abkühlen lassen.

Den Schmand unterrühren, mit dem Essig, Salz und Cayennepfeffer scharf abschmecken. Die Sauce in ein Schälchen füllen. Den Schnittlauch waschen, trockenschütteln und fein schneiden, auf den Dip streuen.

zum Mitnehmen

Vitalstoffsalat

Mixen Sie sich jeden Tag eine große Schüssel Salat. Basics dafür sind alle Blattsalate, die gerade Saison haben: Kopfsalate wie Lollo rosso, Batavia, Eisbergsalat, Romana und Radicchio, kräftiger Endivien- oder zarter Eichblattsalat, würziger Feldsalat und Rucola. Ein oder zwei Sorten Blattsalate auswählen und mit knackigem Gemüse und frischen Apfelstücken ergänzen.

- *75–100 g gemischte Blattsalate*
- *4 Kirschtomaten*
- *75 g Salatgurke*
- *1 kleine Möhre*
- *50 g Radieschen*
- *1 kleine Frühlingszwiebel*
- *1 Schalotte*
- *1/2 kleiner Apfel*

Die Salatblätter waschen, trockenschleudern, putzen und verlesen, dann in mundgerechte Stücke zerpflücken.

Die Tomaten waschen und halbieren. Die Gurke waschen, eventuell schälen, der Länge nach halbieren und in Schei-

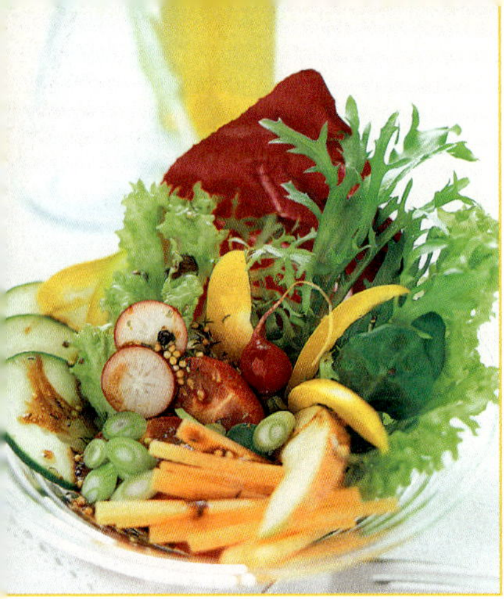

ben schneiden. Die Möhre schälen, in feine Stifte und die Radieschen in dünne Scheiben schneiden. Die Frühlingszwiebel waschen und putzen, die Schalotte abziehen und beides in feine Ringe schneiden. Den Apfel gründlich waschen, vierteln und entkernen, dann in dünne Spalten schneiden.

Von der Fatburner-Vinaigrette zwei Esslöffel in eine Schüssel geben, Salatzutaten hinzufügen und darin wenden.

vorratstauglich

Fatburner-Vinaigrette auf Vorrat

Für 8 Portionen à 2 EL

- *6 EL Rotweinessig*
- *2 EL Aceto balsamico*
- *2 TL Dijon-Senf*
- *Salz*
- *Pfeffer aus der Mühle*
- *8 EL kalt gepresstes Olivenöl*
- *8 TL Rapsöl*
- *8 TL Leinöl*

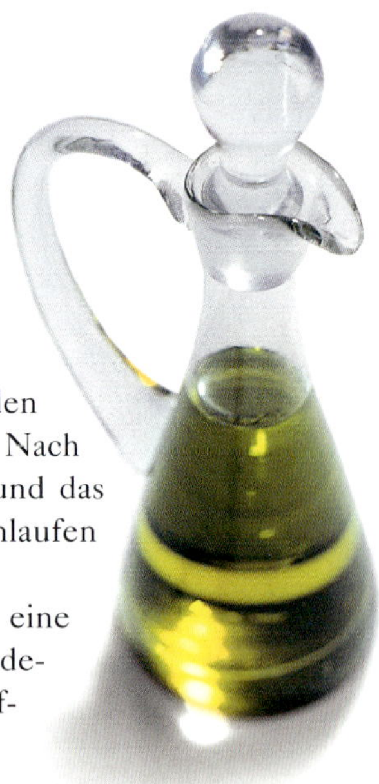

Den Rotwein- und Balsamessig, den Senf, Salz und Pfeffer verquirlen. Nach und nach das Olivenöl, das Raps- und das Leinöl unter ständigem Schlagen einlaufen lassen, bis die Sauce cremig ist.

Die Basic-Essig-Öl-Marinade in eine Flasche oder ein Glas mit Schraubdeckel füllen und im Kühlschrank aufbewahren. Dort hält sie sich mindestens zwei Wochen. Vor Gebrauch die Sauce kräftig aufschütteln, da sich das Öl absetzen kann. Pro Portion zwei Esslöffel abnehmen und mit den Salatzutaten vermischen.

3. Stufe: Forever-Young-Diät

Sie haben keine Lust mehr auf Intervall? Dann streichen Sie einfach den Fatburnimg-Tag und machen Sie jeden Tag zum Forever-Young-Tag. Sie haben mittlerweile so viel gelernt und gefühlt, gefühlt was Ihrem Körper gut tut, dass Sie von Rezepten und Diätratschlägen unabhängig sind. Wichtig ist nur: Wenn Sie keine Zeit haben, Zeit in Ihr Essen zu stecken, sollten Sie sich einen Eiweißdrink shaken und frisches Obst dazu essen.

Nach drei Monaten können Sie gar nicht mehr zunehmen

Walken oder laufen gehört mittlerweile wie das Atmen zu Ihrem Leben. Dann sind Sie nach drei Monaten so weit – Sie können gar nicht mehr zunehmen. Dann haben Sie laufend Fettverbrennungsenzyme gebildet, Ihr Körper ist eine Fettverbrennungsmaschine. Sie können nun essen, was Sie wollen. Sie nehmen nie mehr zu – solange Sie weiterhin laufen. Das ist die Voraussetzung!

Nur, es passiert etwas ganz Merkwürdiges, und davor möchte ich Sie warnen: Denn plötzlich wollen Sie keinen Braten mehr, jedenfalls nicht 365-mal im Jahr, sondern höchstens mal einen Festtagsbraten. Sie mögen plötzlich keine fette Wurst, keine Torten mehr. Laufend erwacht nämlich auch Ihre somatische Intelligenz. Die Intelligenz Ihres Körpers, der Ihnen sagt, was er braucht, was ihm gut tut. Das ist nicht die Gänsestopfleber. Das ist der Apfel. Probieren Sie es aus. Ich wünsche Ihnen viel Spaß dabei.

Register